RÉSULTATS

DE LA

NÉPHRECTOMIE POUR CANCER

PAR

Le Dr Ignace LAVOIPIERRE

Ex-Interne de l'Hôpital Saint-Joseph de Lyon

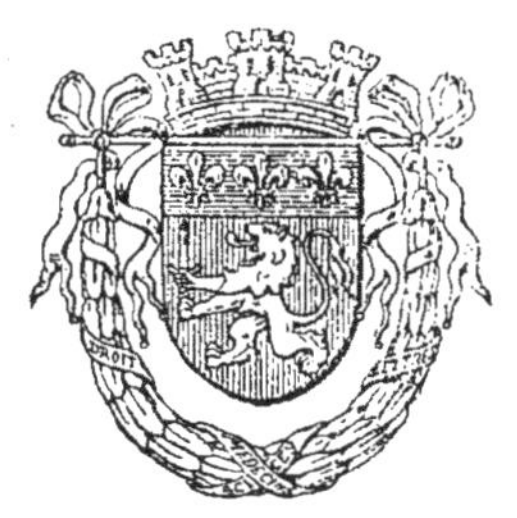

LYON

A. REY, IMPRIMEUR-ÉDITEUR DE L'UNIVERSITÉ

4, RUE GENTIL, 4

1912

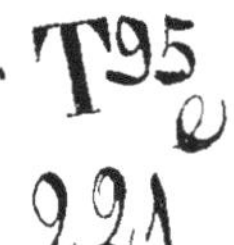

RÉSULTATS

NÉPHRECTOMIE POUR CANCER

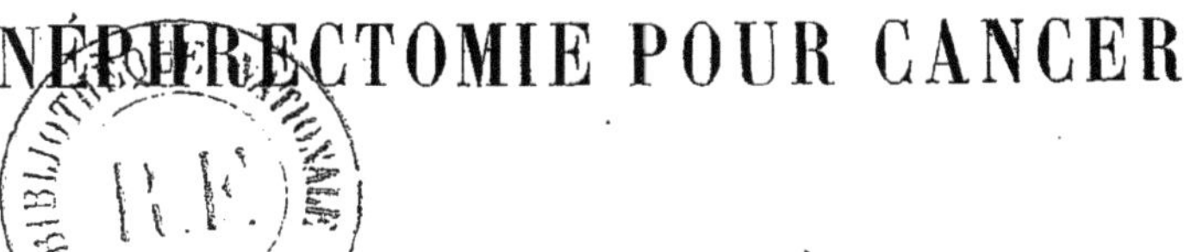

RÉSULTATS

DE LA

NÉPHRECTOMIE POUR CANCER

PAR

Le Dr Ignace LAVOIPIERRE

Ex-Interne de l'Hôpital Saint-Joseph de Lyon

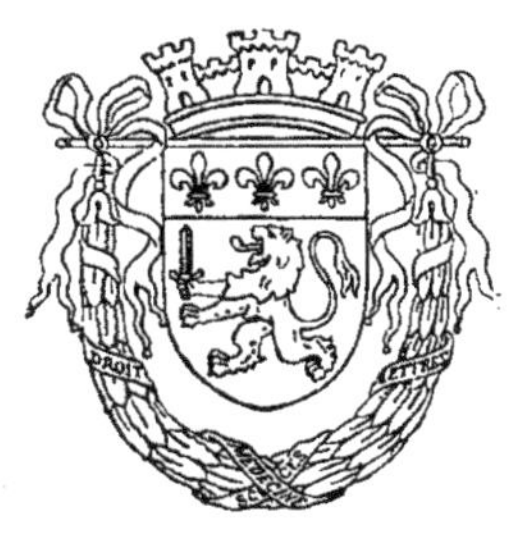

LYON

A. REY, IMPRIMEUR-ÉDITEUR DE L'UNIVERSITÉ

4, RUE GENTIL, 4

1912

A LA MÉMOIRE DE MA MÈRE

A MON PÈRE

A MA TANTE ET A MON ONCLE GONNET

Nous sommes heureux de pouvoir leur
témoigner ici notre reconnaissance et
notre profonde affection.

AVANT-PROPOS

A la fin de nos études médicales, nous sommes heureux d'adresser nos remercîments les plus sincères à tous les maîtres qui, à la Faculté ou dans les Hôpitaux, pendant le cours de ces quelques années, ont contribué à notre formation médicale.

Mais cette formation s'est surtout achevée pendant le cours de notre externat et de notre internat à l'hôpital Saint-Joseph.

M. le D Goullioud, chirurgien en chef de l'hôpital, dont nous avons été l'interne pendant trop peu de temps, a été pour nous un maître bienveillant et nous a fait profiter de sa longue expérience en gynécologie et en chirurgie abdominale. Nous le prions d'agréer l'expression de notre bien vive reconnaissance.*

Interne actuellement de M. le D Rafin, chirurgien du même hôpital, nous avons reçu de lui de savantes leçons sur l'urologie et nous lui devons en outre l'idée et les principaux éléments de cette thèse. Aussi esti-*

mons-nous heureux de lui témoigner, à ce double titre, notre respectueuse et profonde gratitude.

Le Dr Chabalier, médecin en chef, nous a fait bénéficier de ses connaissances de praticien consommé en médecine générale et en cardiopathie. Nous lui adressons nos sincères remercîments.

Que le Dr Thévenet, médecin de l'hôpital, veuille bien nous permettre de lui donner l'assurance que nous tirerons de ses leçons cliniques et de son enseignement méthodique de précieux avantages.

De la bienveillance dont le Dr Faysse, chef du Laboratoire de l'hôpital, nous a donné tant de preuves, nous gardons le meilleur souvenir.

Nous remercions vivement M. le professeur A. Pollosson de l'honneur qu'il nous fait en acceptant la présidence de cette thèse.

PRÉFACE

Bien que dans ces dernières années le cancer du rein ait été étudié fréquemment, nous croyons intéressant de traiter de nouveau ce sujet en vue de préciser *les résultats de la néphrectomie pour les tumeurs malignes, surtout chez l'adulte.*

A ce propos nous présentons vingt observations de M. Rafin. Tous les opérés qui ont survécu à l'opération ont été suivis. Cette règle que notre maître, M. Rafin, s'est imposée pour toutes les interventions sur les organes urinaires, est assurément indispensable quand il s'agit d'apprécier la valeur d'une intervention chirurgicale dirigée contre le cancer.

Le but de ce travail est d'exposer les résultats ainsi obtenus. Pour leur donner une valeur plus grande, nous avons eu soin de compulser les cahiers d'observations de notre maître et de rechercher le sort des malades non opérés, afin que de la comparaison de ces deux sortes de malades, les opérés et les non opérés, il résulte une appréciation aussi exacte que possible de la valeur de l'exérèse chirurgicale.

Nous diviserons notre sujet de la façon suivante :

RÉSULTATS

NÉPHRECTOMIE POUR CANCER

CHAPITRE PREMIER

EXPOSÉ DES MATÉRIAUX

Le cancer primitif du rein est d'une fréquence relative. Reiche, sur 11.930 cancers, ne compte que 80 néoplasmes du rein, ce qui fait une proportion de 0,7 pour 100. Dans leurs statistiques, Virchow, Kelynack, Muller, donnent le chiffre de 0,5 pour 100. Le professeur Forgue ne dit-il pas, dans son magistral rapport au VIe Congrès de l'Association Française d'Urologie, que les interventions pour le cancer du rein ne figurent pas parmi celles que nous avons le plus souvent l'occasion de pratiquer ?

Sexe. — Sur les vingt observations qui nous ont été fournies par M. Rafin, nous comptons 18 hommes pour 2 femmes. En général, en effet, il semble que le cancer soit un peu plus fréquent chez l'homme que chez la femme. Guillet compte 64 hommes pour 35 femmes ; Kelynack, 35 hommes pour 34 femmes ; Withe et Martin, 199 hommes pour 106 femmes ; Albarran et Imbert, 227 hommes pour 175 femmes. Cependant, d'après la statistique du Dr Vander Veer (*New-York M. J.*, 1905), les tumeurs malignes du rein sont plus fréquentes chez la femme.

Il est, du reste, difficile d'apprécier la fréquence plus grande dans l'un ou l'autre sexe. Les cancers du rein, qui ne s'accompagnent pas d'hémorragies abondantes, sont, en effet, souvent considérés comme des tumeurs abdominales et adressés à d'autres chirurgiens qu'à l'urologue. Il en est autrement de la tuberculose rénale, dont les manifestations vésicales si fréquentes font de cette affection l'apanage par excellence du chirurgien urinaire.

Le maximum de fréquence se produit-il au même âge dans les deux sexes? Il semble que le cancer se développe un peu plus tôt chez la femme. Dans nos observations, le sujet le moins âgé est une femme de 28 ans (obs. XV). Il est vrai que nous n'avons pas d'observation d'enfant.

Age. — Vers quel âge se trouve le maximum de fréquence du cancer du rein chez l'adulte? D'après nos observations nous avons :

de 20 à 30 ans : 1 (obs. XV) ;
    40 à 50 — : 5 (obs. I, IV, V, XI, XVII) ;
    50 à 60 — : 9 (obs. III, VII, VIII, IX, XII, XIII, XVI, XVIII, XX) ;
    60 à 70 — : 4 (obs. II, VI, XIV, XIX) ;
    71 — : 1 (obs X).

La statistique d'Albarran et d'Imbert donne :

de 16 à 25 ans :   31, soit   7 pour 100 ;
   26 à 35 — :   35, —   9   —
   36 à 45 — :   88, — 23   —
   46 à 55 — : 130, — 34   —
   56 à 65 — :   85, — 22   —
   66 à 75 — :   12, —   3   —

Pour Kélynack, le maximum de fréquence est entre 46 et 55 ans.

En somme, d'après ces différentes statistiques, la fréquence maxima se trouve entre 50 et 60 ans.

Côté. — On a dit souvent que le rein droit était le rein chirurgical et le Dr Vander Veer soutient cette opinion.

Si nous lisons nos observations, nous voyons que la néphrectomie a été pratiquée 8 fois à droite et 11 fois à gauche. Dans l'observation IV, le côté n'est pas indiqué.

La statistique d'Albarran donne, pour un ensemble de 342 tumeurs rénales, 174 du côté droit et 168 du côté gauche. Rohrer indique 34 cas à droite contre 29 à gauche ; Kelynack, 52 à droite et 54 à gauche. Il n'y a donc pas une prédominance marquée pour l'un ou l'autre côté.

CHAPITRE II

MORTALITÉ OPÉRATOIRE

Les néphrectomies pour cancer, soit que le malade se présente au chirurgien quand la tumeur a déjà évolué, soit que l'intervention produise parfois un choc terrible, sont des opérations d'une certaine gravité, surtout quand on les compare aux néphrectomies pour tuberculose ou lithiase. Ce qui est certain, c'est que le résultat immédiat est assez médiocre.

Sur nos 20 opérés, la mortalité opératoire est de 7, soit 35 pour 100, c'est-à-dire un bon tiers des opérés. Nous allons étudier la cause de ces mortalités dans nos observations, puis nous dirons quelques mots de la statistique des autres chirurgiens.

Le malade de l'observation IV mourut le jour même de l'opération. On avait pratiqué une néphrectomie exploratrice, parce qu'à l'examen cystoscopique on avait cru voir le sang jaillir de ce côté. En réalité, le rein était sain. Dans l'après-midi, une hémorragie abondante dicte la néphrectomie. La vérification a permis de constater un papillome développé sur l'autre rein. La mort est donc due ici à une erreur de diagnostic.

Nous aurions pu laisser de côté ce cas malheureux, puisqu'à tout prendre il ne rentre pas absolument dans le cadre de ce travail limité à l'étude des tumeurs malignes du rein, attendu qu'il s'agissait d'un papillome. Ce papillome, de dimension très minime, était cependant malin cliniquement, puisqu'il avait donné lieu à des hémorragies très considérables qui avaient conduit le malade à un état d'anémie extrêmement prononcé. D'autre part, en le publiant, nous nous conformons au désir de notre maître, qui n'a pas voulu laisser dans l'ombre un cas malheureux. Nous nous permettons de faire observer qu'il s'agit d'un cas ancien et qu'à l'heure actuelle une technique plus précise lui permettrait certainement d'éviter pareille erreur.

La mort s'est produite le jour même de l'intervention dans l'observation XII. Le malade, opéré en avril 1907, présentait d'énormes ganglions qui ont été trouvés pendant l'opération et à l'autopsie. Le rein volumineux ne pesait pas moins de 675 grammes. L'opération, par suite d'adhérences, avait été pénible ; il y avait eu déchirures de la plèvre et de la veine cave, ce qui a été confirmé par l'autopsie. Le soir de l'opération le malade allait bien et avait même fumé une cigarette. Il s'endort, se refroidit et meurt dans la nuit.

Il n'y a pas eu d'hémorragie interne, ni d'embolie aux poumons ou au cœur. L'autre rein était en parfait état ; les autres organes étaient sains. La mort s'explique donc difficilement.

La malade de l'observation XV mourut aussi le jour même de l'opération. La mort a été due au choc. Cette malade présentait une tumeur énorme (1.100 gram-

mes) qui avait contracté de solides adhérences. Après
de longues hésitations, en raison du volume de la tumeur, on avait décidé d'intervenir par la voie transpéritonéale. Au cours de l'opération on avait trouvé de
gros ganglions au niveau du hile et de l'aorte, et, par
suite des adhérences les deux feuillets du mésocôlon
avaient été déchirés. Il faut ajouter que l'anesthésie
avait été longue et pénible, la malade étant constamment cyanosée. Elle mourut sans reprendre connais-
sance.

La mort, dans l'observation II, a eu pour causes le
choc et des phénomènes pulmonaires. L'opération fut
assez rapide, mais difficile en raison du volume de l'organe lui-même, des adhérences et des nombreux ganglions dont quelques-uns ont été enlevés. Après
l'opération la malade est restée cyanosée, le pouls était
incomptable et la mort se produisit au bout de quarante-six heures. — A la vérification, tous les organes
étaient sains, sauf le poumon gauche qui présentait
une congestion intense de la base.

Le malade de l'observation XI mourut le troisième
jour de l'intervention. Au cours de la décortication du
rein qui était adhérent au péritoine, il se produisit une
déchirure de la séreuse. La présence de ganglions n'a
été constatée, ni pendant l'opération, ni à l'autopsie.
Le malade, dès le lendemain de l'opération présentait
des phénomènes de péritonite : hoquet, faiblesse du
pouls, facies grippé et refroidissement. A l'autopsie on
n'a pas constaté de véritables signes de péritonite : il
n'y avait que du météorisme intestinal et une légère
adhérence entre deux anses grêles. L'infection a pu se

faire par la déchirure péritonéale. En tout cas le malade paraît être mort de septicémie.

S'agit-il d'une infection produite au cours de l'opération ? Il est difficile de le nier, mais on doit tenir compte de ce fait, que le malade avait été sondé avant l'opération pour de la dysurie produite par des caillots. N'y aurait-il pas eu à ce moment de l'infection rénale ascendante, de sorte que l'opéré aurait porté en lui-même, avant l'intervention, un foyer d'infection qui a pénétré dans le péritoine à la faveur d'une érosion opératoire à cette séreuse ?

Quatre jours après l'opération, la mort eut lieu pour le malade de l'observation XIX. L'opération n'avait pas été très pénible. Trois jours après l'intervention le pouls devint intermittent et rapide, les urines se firent de plus en plus rares pour arriver à l'anurie complète. A l'autopsie, le rein était petit avec une substance médullaire très réduite. On peut donc faire intervenir comme cause possible du décès l'insuffisance rénale. De plus, il existait des greffes sur la veine rénale, ce qui éveille l'idée d'une généralisation et diminue les chances d'une guérison complète.

Quant au malade de l'observation XVIII, il est mort le huitième jour de l'opération. Il avait présenté du hoquet, des vomissements, du subdélire et de la petitesse du pouls. La tumeur était très grosse (835 grammes). Pour l'extérioriser il a fallu prolonger l'incision, réséquer la XIIᵉ côte, et produire de grands délabrements chez un sujet obèse et alcoolique. On s'était rapproché autant que possible de la technique de Grégoire.

On remarquera que plusieurs de ces décès (obs. II, XI, XV, XIX) se sont produits très rapidement. Il n'est pas douteux, surtout pour les observations II et XV, que l'intervention a dépassé les limites de la résistance.

Cette mortalité pourra donc à l'avenir être restreinte par une limitation plus rigoureuse dans le choix des sujets à opérer. Forgue avait déjà insisté sur la nécessité de ce choix que devait s'imposer le chirurgien. Toutefois, quelques cas favorables publiés par les auteurs, d'interventions heureuses pour de volumineuses tumeurs, rendent cette décision plus délicate. Parfois il est aussi difficile de résister au désir formel exprimé par le malade et son entourage, comme cela s'est produit pour le malade de l'observation XV.

Mais il sera toujours impossible de prévoir les couditions de l'observation XIX, où la tumeur de dimensions plutôt petites, avait déjà envoyé de nombreuses greffes sur les parois de la veine rénale.

Il serait intéressant de connaître les résultats opératoires immédiats des autres chirurgiens. En général leurs statistiques sont fondées sur les mortalités qui ont eu lieu dans le courant du premier mois après l'opération.

Ces statistiques sont faites avec des cas recueillis de tous côtés :

Brodeur. .	1886 donne une mortalité de 66 p.			100
Guillet . .	1888	—	—	72	—
Siegrist . .	1889	—	—	54	—
Chevalier .	1891	—	—	58	—
Barth . .	1892	—	—	42	—
Max-Jordan	1895	—	—	20	—

Kuster . .	1897	—	—	25 p. 100
Rowsing. .	1895	—	—	20 à 25
Héresco. .	1898	—	—	24 —
Albarran et Imbert	1902	—	—	22 —

Ce tableau montre qu'il y a un progrès sensible dans le résultat opératoire, surtout depuis 1890.

A côté de ces statistiques comprenant des malades opérés par différents chirurgiens, nous citons des résultats obtenus chez l'adulte par des chirurgiens en particulier :

Israel. . .	sur 37 opérés	9 morts, soit	24 p. 100
Czerny . .	18 —	6 —	33 —
Riedel . .	14 —	5 —	35 —
Albarran. .	19 —	3 —	15 —
Rowsing. .	50 —	6 —	12 —
Kronlein. .	22 —	2 —	9 —

Enfin Arthur Bloch (in *Folia Urologica*, septembre 1909) rapporte 126 cas d'opération pour tumeurs malignes du rein. Sur les 126 cas opérés, on fit 124 fois la néphrectomie, 2 fois on se contenta de faire une incision exploratrice des parois abdominales. Des 124 malades néphrectomisés, 28 moururent immédiatement après l'opération, 3 malades succombèrent pendant la convalescence à la suite de cachexie et de métastase de l'affection primitive, faits dont on ne peut rendre responsable l'opération. La mortalité opératoire se monte donc à 22,2 pour 100.

Enfin, le Dr Hartmann, au Congrès français de Chirurgie de Paris, en octobre 1909, rapporte 15 néphrectomies faites pour néoplasmes malins avec deux morts immédiates, soit une mortalité de 13,3 pour 100.

Il y a donc une amélioration véritable dans les résultats immédiats ; l'opération est moins dangereuse qu'elle n'était il y a vingt ans, parce que le chirurgien est moins téméraire, et parce que le malade bénéficie d'une asepsie plus parfaite.

Les résultats s'amélioreront-ils à l'avenir? Nous l'espérons, et, en tous cas, cette possibilité n'est pas douleuse.

Les statistiques des néphrectomies pour tuberculose rénale se sont améliorées d'une façon vraiment remarquable dans ces dernières années. Les néphrectomies pour cancer peuvent suivre cet exemple, au moins dans une certaine mesure. On peut cependant avancer que l'atteinte portée à l'organisme, la déchéance que lui impriment les néoplasmes malins, sont plus considérables que celles qui résultent de la localisation du bacille de Koch dans le rein. D'autre part, au point de vue opératoire, la néphrectomie pour cancer, pour peu que la lésion soit plus avancée, qu'elle ait envahi les ganglions, constituera toujours un traumatisme plus grave, du fait de la nécessité de réséquer la capsule adipeuse, de pratiquer l'ablation des ganglions, de faire en un mot une opération plus large.

Au point de vue traumatique, la néphrectomie pour tuberculose restera toujours plus bénigne en raison de sa simplicité, surtout parce que les symptômes vésicaux qui sont les compagnons habituels de la tuberculose rénale incitent le malade à demander plus hâtivement le secours de la chirurgie.

Pour le cancer du rein, vu l'absence de ces symptômes, il est à craindre que longtemps encore les médecins s'attardent au diagnostic d'hématuries essentielles et à un traitement symptomatique .pour ne diriger leur malade vers la salle d'opération que lorsque la tumeur sera devenue assez volumineuse pour attirer leur attention et celle de son porteur.

S'abstenir de toute intervention quand l'envahissement ganglionnaire est avancé, est assurément une règle recommandable, mais il faudrait auparavant que nos procédés d'investigation ne soient pas constamment en échec par la situation profonde des ganglions ou l'adiposité du sujet.

On a pensé trouver dans le varicocèle un moyen précieux de diagnostiquer la présence des ganglions.

En effet, Legueu *(Congrès d'Urologie,* 1902) a cru que de la présence du varicocèle il fallait conclure à une adénopathie assez volumineuse. Cette opinion est partagée par Guillet. La théorie de Legueu est fondée sur deux ordres de faits : 1° une tumeur volumineuse ne s'accompagne pas de varicocèle; 2° un néoplasme de petit volume, mais avec de gros ganglions, présente cette complication. Son argumentation est fortifiée par la citation de faits où le varicocèle coexiste avec une adénopathie considérable.

Ces faits pourraient faire penser que l'adénopathie est la cause du varicocèle bien plus que la tumeur elle-même. S'il en était ainsi le diagnostic de l'envahissement ganglionnaire serait établi, ce qui serait une indication de premier ordre, surtout en matière de tumeur maligne. Un varicocèle récent serait une contre-indication opératoire ou du moins appellerait l'attention sur la recherche des ganglions au cours de la néphrectomie.

M. Rafin *(Lyon Médical*, 1903) apporte des faits qui sont en faveur de la théorie de Legueu ; mais ils sont en nombre insuffisant pour dicter une conclusion.

Les idées de Legueu ont été battues en brèche par Héresco, Albarran, Bérard. Héresco, au Congrès d'Urologie de 1898, a cité de nombreux exemples où il y a absence de varicocèle malgré l'envahissement du hile par les ganglions, et des cas, au contraire, où le varicocèle existe sans ganglions. Des observations de Bérard et Lantzenberg, d'Albarran et de Pierre Delbet montrent l'existence d'une adénopathie considérable avec l'absence de varicocèle. C'est le cas de l'opéré de l'observation XII. De même qu'il ressort des observations de Boinet, Le Dentu, Israël, Morestin, citées par Héresco, que le varicocèle existe avec une absence complète de ganglions, nous pouvons ajouter nos observations XI et XIX.

Ces faits indiquent que le varicocèle n'a pas toujours la même cause. Indépendamment d'une compression des veines spermatiques par la tumeur ou les ganglions, le varicocèle pourrait provenir d'une thrombose de la veine rénale ou de la veine cave. L'obstruction peut être due à un simple caillot ou à un prolongement de la tumeur dans la lumière du vaisseau, ou à ces deux causes à la fois.

On peut donc conclure avec Albarran et Imbert :

1° Que le varicocèle symptomatique des néoplasmes

du rein existe fréquemment sans qu'il y ait généralisation ganglionnaire de la tumeur ;

2° Que, dans certains cas, le varicocèle peut être l'effet de la compression déterminée par les ganglions ;

3° Qu'il peut exister des ganglions dégénérés volumineux sans qu'il y ait varicocèle.

Après la discussion sur la valeur diagnostique du varicocèle, nous rappellerons brièvement les causes auxquelles on peut attribuer le décès des opérés dont il a été fait mention plus haut.

TABLEAU I

Nos	DURÉE DE LA SURVIE	CAUSES DE LA MORT AUTOPSIE
Obs. II. . .	46 heures.	Tachycardie, Cyanose. A l'autopsie : *œdème pulmonaire*. Pas de généralisation au foie, rate, poumons, gros ganglions prévertébraux. Epithélioma.
Obs. IV . .	Le 1er jour.	Mort d'*hémorragie* due à une néphrotomie de l'autre rein ; c'était un papillome du bassinet (erreur de diagnostic).
Obs. XI . ,	Le 3e jour.	*Septicémie* probable par cathétérismes infectants avant son entrée à l'hôpital, à l'occasion d'hématuries. Epithélioma.
Obs. XII . .	Le même jour.	Le malade allait bien, quand, le même soir il s'endort et se refroidit. Pas d'hémorragie. La *veine cave* avait été déchirée et saisie latéralement avec une pince laissée à demeure. Carcinome.
Obs. XV . .	Le même jour.	Choc traumatique. Carcinome
Obs. XVIII .	Le 8e jour.	Infection. Epithélioma.
Obs. XIX. .	Le 4e jour.	Insuffisance rénale? Greffes cancéreuses sur la paroi interne de la veine rénale. Epithélioma.

CHAPITRE III

RÉCIDIVE OU NON-RÉCIDIVE

1° RÉCIDIVE

Nous venons de voir que la mortalité opératoire est assez élevée dans les néphrectomies pour cancer. On voudrait pouvoir souhaiter, à ceux qui quittent l'hôpital, après une telle opération, une guérison définitive. Malheureusement, il n'en est pas toujours ainsi : un certain nombre meurt, à plus ou moins longue échéance, d'une récidive locale ou d'une généralisation. Albarran et Imbert, sur 184 observations recueillies, de 1890 à 1902, ne comptent pas moins de 50 à 60 pour 100 de récidives. Quant à la statistique d'Albarran qui porte sur 18 opérés, elle indique 18 pour 100 de récidives.

Sur 20 observations que nous présentons, il y a 5 récidives, soit 25 pour 100. Nous allons voir dans quelles conditions elles se sont produites.

Nous citons l'observation I à titre de mémoire, parce que l'opération a été manifestement parcimonieuse. Avant de pratiquer l'ablation du rein malade (opérée en mai 1896), M. Rafin fit une néphrotomie exploratrice. Il trouva une lésion fongueuse, limitée, encapsulée

qui laissa quelques doutes sur sa nature. En raison de
ce fait et n'ayant pas de données positives sur la valeur
de l'autre rein, M. Rafin crut devoir se contenter d'une
opération partielle. Il rejette actuellement cette pratique d'une façon formelle. Pendant plus d'un an,
l'état général du sujet fut parfait et il avait même
engraissé de plusieurs kilogrammes. En décembre
1897, il revient pour une douleur à l'épaule droite et
l'on constate une augmentation du volume du rein du
côté homonyme. Le 4 juillet 1898, on fait une néphrectomie lombaire. Malgré l'intervention, le malade se
cachectise de plus en plus et meurt le 30 octobre 1898,
après de vives douleurs dans la région vertébrale.

La mort par récidive a donc eu lieu deux ans et
cinq mois après la première opération ; quatre mois
après la seconde.

La récidive a été rapide chez le malade de l'observation VIII. La néphrectomie est pratiquée le
7 janvier 1905. La tumeur est énorme, pesant 992
grammes. En raison des adhérences, on fait une
brèche de peu d'étendue au péritoine. La tumeur
étant très vasculaire, il se produit de nombreuses
hémorragies au cours de l'opération et l'on doit
se contenter d'une intervention incomplète, ne
pouvant vider la loge rénale. On n'a pas vu de ganglions, bien que le sujet eût un varicocèle datant de
deux à trois ans.

Le malade a rapidement présenté des phénomènes
de paraplégie douloureuse pour mourir six mois après
l'intervention.

Chez le malade de l'observation IX, la récidive est

apparue au bout de dix-huit mois. La néphrectomie fut faite le 25 décembre 1905. Il y avait de fortes adhérences au pôle supérieur du rein. Quelques ganglions avaient été sentis sur les côtés de l'aorte. La tumeur pesait 350 grammes.

Pendant plus d'un an, le malade eut une excellente santé ; les urines étaient limpides et sans albumine. Il mourut en août 1907 de généralisation, surtout au niveau de l'estomac.

On était en droit de fonder de belles espérances sur le malade de l'observation XIV qui récidiva deux ans et cinq mois après l'opération. La néphrectomie date du 6 décembre 1907 et la récidive apparut en juillet 1910. La tumeur qui n'avait pas été pesée était de dimensions très modérées. Il y avait à peine quelques adhérences au pôle inférieur du rein. On n'avait pas vu de ganglions au cours de l'opération.

Le malade de l'observation XVII fut opéré le 3 avril 1909. Il n'y avait pas d'adhérences péritonéales, ni de ganglions. L'atmosphère cellulaire avait été bien réséquée. Le rein, qui était de petit volume (167 grammes), était peu dégénéré, la tumeur n'occupant que le centre de l'organe. — Le malade ne tira pas grand profit de l'intervention : six mois après, une tuméfaction apparaissait sur le bord sternal de la VIe côte. Les urines contenaient de nombreuses hématies et quelques leucocytes. Le rein gauche était accessible. Un chirurgien opéra la métastase thoracique croyant que c'était un abcès froid.

Le malade mourut le 28 mars 1910. La survie a donc été de onze mois.

TABLEAU II. — **Récidives.**

Nº et Date de l'Opération	Sexe	Age	Côté	VARICOCÈLE ET GANGLIONS	SURVIE	REMARQUES, HISTOLOGIE
					Néphrectomie partielle.	
I 1re op. 22 mai 1896 (curettage) 2e op. 24 juil. 1898	H.	42	D.	o	Mort par récidive le 3o oct. 1898, 2 ans et 5 mois après la 1re opér., 3 mois après la 2e.	La 1re opération fut manifestement insuffisante. Pas d'examen histologique.
					Néphrectomie totale.	
VIII Janv. 1905	H.	52	G.	Varicocèle ayant débuté 2 à 3 ans avant. On n'a pas pu voir s'il y avait des ganglions.	Six mois. La récidive a été immédiate.	Tumeur pesant 992 gr. L'opération a été incomplète. Le malade a rapidement présenté les symptômes de la paraplégie douloureuse. Epithélioma.
IX Déc. 1905	H.	56	G.	Très léger, et dont le début n'est pas précisé. On a senti quelques ganglions au niveau de l'aorte.	1 an et 8 mois par récidive. 2 à 3 mois avant la mort, présentait déjà des troubles généraux évidemment dus à la récidive.	Poids : 35o grammes. Epithélioma.
XIV Déc. 1907	H.	61	D.	o Ganglions non vus.	Est encore vivant, 2 ans et 5 mois après l'opération ; mais récidive intra-abdominale constatée, affaiblissement général, anorexie.	Tumeur non pesée, de dimensions très modérées. Epithélioma.
XVII Avril 1909	H.	46	D.	o Ganglions non mentionnés.	11 mois. En oct. 1909 (6 mois après l'opération), une métastase fut opérée par un chirurgien qui croyait que le malade avait été opéré pour tuberculose rénale. En déc. 1909 il avait été trouvé des hématies dans l'urine, qui faisaient penser à une récidive urétéro-vésicale ou sur l'autre rein !	Poids : 167 gr. Le rein n'était pas tout envahi et la tumeur peu volumineuse paraissait bien limitée dans le centre du rein. L'atmosphère celluleuse avait été bien réséquée. Epithélioma.

Ces cinq cas de récidive locale ou générale se sont produits au bout d'un minimum de six mois et d'un maximum de deux ans et cinq mois. Il ne faut donc pas se hâter de conclure à une guérison définitive, les récidives après deux ou trois ans n'étant pas très rares. Trendelenburg rapporte le cas d'un de ses opérés qui succomba de récidive cinq ans après l'opération. Et, suivant la remarque de Forgue, ces récidives commencent sans doute de bonne heure, mais elles restent inconnues au clinicien, grâce à leur situation profonde.

Tous les chirurgiens ont constaté des récidives et, malgré les perfectionnements apportés à la chirurgie du rein, elles sont encore nombreuses.

Héresco cite 89 opérés ayant survécu à l'opération ; 62 ont été suivis. Sur les 62, 36 ont été revus bien portants après un laps de temps allant de deux mois à sept ans ; 22 sont morts de récidive au bout d'un temps variant de trois mois à trois ans et demi. Ce qui fait 35,5 pour 100.

Legueu, à la Société de Chirurgie en 1908, rapporte 15 observations qui ont été jugées par 10 récidives entre quatre et vingt-cinq mois, soit 66,6 pour 100. A la même Société, Rovsing cite 50 néphrectomies avec 6 morts de récidive *in situ* et 20 de métastase, soit 52 pour 100. Rochet *(Compte rendu au Congrès de l'Association Française d'Urologie, 1910)* indique 13 néphrectomies avec 11 récidives entre six et dix-huit mois, soit 84,6 pour 100.

Enfin, voici une dernière statistique (septembre

1909), celle de Bloch. Sur 83 malades opérés, 47 sont morts de récidive, soit 56,6 pour 100.

Il y a donc un grand nombre de malades qui succombent de récidive, alors même qu'on espérait une guérison durable. Devons-nous nous décourager? Non, nous ne le croyons pas. En lisant nos observations et celles des autres auteurs, nous voyons que, dans certains cas, les premiers symptômes remontent à trois, cinq et même douze ans avant l'opération. Il semble donc qu'il y ait une période assez longue pendant laquelle le cancer évolue avec des allures bénignes, et c'est dans un diagnostic précoce et une intervention immédiate que nous devons chercher le salut.

2° NON-RÉCIDIVE

En présence de ces résultats lamentables, de tous ces opérés qui, après avoir joui pendant un temps plus ou moins long d'une bonne santé, sont emportés ensuite par une récidive, Tuffier disait : « Si nous plaçons en regard de ces résultats l'évolution normale de la maladie qui dure quelquefois six ans après l'apparition des premiers symptômes, nous sommes en droit de conclure que l'efficacité thérapeutique de la néphrectomie dans les tumeurs malignes ne peut être définitivement jugée ; ce n'est qu'une opération palliative contre la douleur et l'hématurie ; mais nous espérons que les interventions maintenant plus précoces démontreront son influence curative. » Il est vrai que Tuffier s'est montré moins sévère dans la suite.

Le professeur Forgue, au VIe Congrès Français

d'Urologie, rapporte 25 cas de guérison chez l'adulte se maintenant de seize ans au plus et de quatre ans au moins, et 4 cas chez l'enfant se maintenant de quinze ans au plus et de quatre ans au moins. Et il ajoute : « Sur 4oo observations, 29 guérisons stables. Voilà le bilan ; il n'est point encourageant. »

Il est délicat de fixer une limite à la récidive, puisque nous savons que Trendelenburg a perdu de récidive un de ses opérés cinq ans après l'opération. Cependant, d'une manière générale, on peut dire que la récidive se produit habituellement dans les dix-huit premiers mois après l'intervention, qu'elle devient plus rare après trois ans et qu'à partir de quatre ans elle est exceptionnelle. Aussi pouvons-nous, avec Forgue et Grégoire, considérer comme à l'abri de la récidive tous les malades qui ont dépassé les quatre ans qui ont suivi la néphrectomie, sans présenter de signes de récidive locale ou générale.

En prenant quatre ans comme le terme où la guérison est probable sinon définitive, sur nos 20 observations nous pouvons citer 6 guérisons définitives puisqu'elles datent de onze ans et trois mois (obs. III), de sept ans et neuf mois (obs. V), de sept ans et huit mois (obs. VII), de six ans et sept mois (obs. VI), de quatre ans et quatre mois (obs. X), de quatre ans et quatre mois (obs. XIII). Enfin, les malades des observations XVI et XX n'ont pas de récidive après un an et demi et dix mois, mais c'est là un laps de temps encore trop court pour pouvoir juger du résultat.

Nous rappelons en quelques mots l'histoire de ces heureux malades.

Celui de l'observation III fut opéré en juin 1900.
Pendant l'opération, on ne s'est pas préoccupé de
rechercher les ganglions. La tumeur, qui était un
épithélioma, n'a pas été pesée, mais elle était volumineuse. Cet opéré a été suivi : on le revoyait sans
récidive neuf ans et six mois après l'opération, puis
de nouveau il est revu dans les onze ans et trois mois
qui ont suivi l'intervention.

La tumeur considérable chez le malade de l'observation V, qui fut opéré en novembre 1903, avait envahi
tout le rein, sauf le pôle supérieur. On avait fait l'ablation de la capsule adipeuse et on avait constaté la
présence d'un ganglion au niveau du hile. Histologiquement, la tumeur était un épithélioma. Il n'y avait
pas de récidive au dernier examen, c'est-à-dire sept ans
et neuf mois après l'opération.

Le malade de l'observation VI fut opéré en janvier
1904 par M. Vincent, aidé de M. Rafin. La tumeur était
énorme, mais on n'en a pas fait l'histologie. Les ganglions n'ont pas été recherchés. L'intervention remonte
à six ans et sept mois.

La néphrectomie chez le malade de l'observation VII
date de janvier 1905. La tumeur énorme (880 gr.)
avait envahi tout le pôle inférieur. Elle était constituée
en grande partie par des amas de caillots hématiques et
fibrineux. C'était un épithélioma kystique du pôle inférieur du rein. La partie néoplasique proprement dite
était formée par une simple couche limitant le pôle
inférieur. Sans le contrôle histologique on aurait pu
croire à un grand kyste hématique sans dégénérescence
cancéreuse. Il n'y avait pas de récidive au dernier

Tableau III. — **Absence de Récidive.**

N° et Date de l'Opération	Sexe	Âge	Côté	VARICOCÈLE	NATURE HISTOLOGIQUE	POIDS	PROCÉDÉ	SURVIE
Obs. III Juin 1900	H	51	D	Varicocèle, o. Ganglions, on ne s'en est pas occupé.	Epithélioma.	Non pesée. Tumeur volumineuse, le pôle inférieur était indemne.	Néphrectomie lombaire simple.	Pas de récidive au dernier examen, 9 ans et 6 mois après l'opération. 11 ans et 2 mois après l'opération, écrit qu'il va bien.
V Nov. 1903	H	43	G	Varicocèle, présence. Ganglions, on a enlevé un ganglion sur le pédicule.	Epithélioma urinaîde à grandes cellules claires.	Masse considérable. Pôle supérieur respecté.	Id.	Pas de récidive au dernier examen, 7 ans et 9 mois après l'opération.
VI [1] Janv. 1904	H	63	G	Varicocèle léger. Ganglions, on ne s'en est pas occupé.	Pas d'histologie, mais examen microscopique ne laisse pas de doute sur l'existence du cancer.	Masse assez considérable.	Id.	Pas de récidive au dernier examen, 6 ans et 7 mois après l'opération.
VII Janv. 1905	H	54	D	Varicocèle douteux. Ganglions, on ne s'en est pas occupé.	Epithélioma.	880 gr. Les 3/4 supérieurs du rein sont sains. Le pôle inférieur est comme décapité et sa surface de section est déchiquetée comme par une tumeur qui serait superficielle. Au pôle inférieur est appendue une vaste poche pleine de caillots fibrineux. En somme épithélioma avec gros kyste.	Id.	Pas de récidive au dernier examen, 7 ans et 8 mois après l'opération. Mais, depuis l'opération, se plaint de la colonne lombaire dont les mouvements sont très limités. Ce malade a quelque peu l'attitude d'un pottique. Aucun trouble des membres inférieurs.
X Juil. 1906	H	67	G	Varicocèle net. Ganglions, ou ne s'en est pas occupé.	Epithélioma.	Masse importante. Le néoplasme a respecté le pôle supérieur. En même temps calcul infecté.	Id.	Pas de récidive au dernier examen, 4 ans et 4 mois après l'opération.
XIII Août 1907	H	55	G	Varicocèle, présence. Ganglions, o.	Hypernéphrome.	Le volume du rein est normal.	Id.	Pas de récidive au dernier examen, 4 ans et 4 mois après l'opération.
XVI Fév. 1909	H	58	D	Varicocèle, o. Ganglions, o.	Epithélioma.	280 grammes.	Id.	Pas de récidive au dernier examen, 1 an et demi après l'opération.
XX [2]	H	55	G	Varicocèle, o. Ganglions, o.	Carcinome.	280 grammes.	Id.	Pas de récidive 10 mois après l'opération.

[1] Ce malade a été opéré par M. Vincent, ex-chirurgien de la Charité de Lyon. M. Rafin fut chargé de l'examen préopératoire et participa à l'intervention.
[2] Opéré par M. Giallant, chirurgien assistant de l'hôpital Saint-Joseph, auquel M. Rafin l'avait confié.

examen, sept ans et huit mois après l'opération. Mais il importe de dire que, malgré une excellente santé, le malade se plaint de la colonne lombaire, dont les mouvements sont limités ; mais il n'y a aucun trouble des membres inférieurs. Cette fatigue date des premiers temps après l'opération.

La radiographie n'a montré aucune lésion des corps vertébraux.

Le malade de l'observation X a été opéré en juillet 1906 pour un épithélioma. Il y avait coexistence de cancer et de calcul. On ne s'est pas préoccupé des ganglions. Au dernier examen, quatre ans et quatre mois après l'intervention, il n'y avait pas trace de récidive et l'état général était parfait. Cependant le malade présente de l'albumine et une hémorragie rétinienne, troubles qui doivent être mis sur le compte d'une vieille néphrite chez un sujet dont le passé urinaire est des plus chargés (rétrécissements, cathétérismes nombreux, taille hypogastrique pour calculs secondaires). Depuis l'opération, le malade jouit d'un état de quiétude et de santé parfaites en opposition avec les nombreux maux dont il avait souffert.

Le volume du rein était normal chez le malade de l'observation XIII. La tumeur était un hypernéphrome. Malgré l'envahissement de la capsule propre du rein et de l'atmosphère cellulaire qui était indurée, on n'a trouvé aucun ganglion. Quatre ans et quatre mois après l'opération, ce malade a été revu sans récidive et en parfaite santé.

Enfin, l'intervention chez les malades des observations XVI et XX est encore trop récente, puisque la première date d'un an et demi et la seconde d'un an, pour que l'on puisse constater une guérison complète, mais la santé parfaite de ces opérés permet d'avoir de grandes espérances.

Ces six opérés qui ont évité la récidive viendront compléter la liste de ceux qui ont trouvé le salut dans la néphrectomie et dont le nombre n'est pas encore considérable.

Nous avons vu que Forgue ne cite que vingt-neuf cas de guérison. Grégoire, dans sa thèse sur le *Traitement du cancer du rein chez l'adulte* rapporte trente et une observations que nous reproduisons ici, en y ajoutant les cas de M. Rafin et quelques autres encore.

1er cas : Albarran, survie constatée après 5 ans et 6 mois, sarcome.

2e cas : Albarran, survie de 4 ans et 3 mois, épithélioma du rein droit.

3e cas : Basy, survie de plus de 5 ans, adéno-épithélioma.

4e cas : Bellati, survie de 4 ans et 3 mois, sarcome du rein droit.

5e cas : Brauniger, survie de 4 ans et 6 mois, hypernéphrome.

6e cas : Czerny, survie de 5 ans et 3 mois, angio-sarcome du rein gauche.

7e cas : Braun, survie de 6 ans.

8e cas : Clément, survie de 5 ans, sarcome.

9e cas : Ferther, survie de 5 ans et 3 mois, carcinome du rein gauche.

10e cas : Forgue, survie constatée après 4 ans, adéno-carcinome du rein droit.

11e cas : Fritsche, survie de 7 ans, hypernéphrome du rein droit.

12e cas : Grohe, survie de 5 ans.

13e cas : Jordan, survie de 5 ans et 9 mois, sarcome.

14e cas : Kronlein, survie de 16 ans, adéno-sarcome du rein droit.

15e cas : Israël, survie de 15 ans et 7 mois, carcinome médullaire du rein gauche.

16e cas : Israël, survie de 11 ans et 9 mois, myxosarcome du rein gauche,

17e cas : Israël, survie de 8 ans et 1 mois.

18e cas : Israël, survie de 6 ans et 8 mois.

19e cas : Israël, survie de 5 ans et 8 mois.

20e cas : Israël, survie de 5 ans, hypernéphrome.

21e cas : Lennender et Sundberg, survie de 5 ans, adéno-carcinome du rein gauche.

22e cas : Mac Werney, survie de 4 ans, hypernéphrome.

23e cas : Mouchet, survie de plus de 5 ans, adénome?

24e cas : Quenu, survie de 11 ans et 2 mois, épithélioma.

25e cas : Rafin, survie de 11 ans et 3 mois, épithélioma du rein droit.

26e cas : Rafin, survie de 7 ans et 9 mois, épithélioma du rein gauche.

27e cas : Rafin, survie de 6 ans et 7 mois.

28e cas : Rafin, survie de 7 ans et 8 mois, épithélioma.

29e cas : Rafin, survie de 4 ans et 4 mois, épithélioma.

30e cas : Rafin, survie constatée après 4 ans et 4 mois, hypernéphrome.

31e cas : Rovsing, survie de 9 ans et 2 mois, sarcome fuso-cellulaire du rein droit.

32e cas : Rovsing, survie de 6 ans et 2 mois, sarcome du rein droit.

33e cas : Rovsing, survie de 4 ans et 3 mois, sarcome du rein gauche.

34e cas : Schede, survie de plus de 4 ans, sarcome du rein gauche.

35e cas : Tédénat, survie après 7 ans et 6 mois, hypernéphrome.

36ᵉ cas : Tuffier, survie constatée après 4 ans, épithélioma.
37ᵉ cas : Trendelenburg, survie de 5 ans, carcinome du rein
      gauche.
38ᵉ cas : Kronlein, survie constatée après 23 ans, carcinome.
39ᵉ cas : Werhoogen, survie de 6 ans, adéno-carcinome
      du rein gauche.

Rovsing, à la Société Nationale de Chirurgie, en 1908, rapporte cinquante cas de néphrectomie pour tumeurs malignes, avec huit cas sans récidive depuis plus de cinq ans. En septembre 1909 *(Folia Urologica)*, Bloch, sur quatre-vingt-trois opérés cite dix-neuf guérisons définitives ayant atteint cinq ans.

Les guérisons après néphrectomie pour cancer ne sont donc pas légion. Nous sommes heureux de pouvoir présenter six opérés qui ont doublé le cap de quatre ans de survie, lequel peut être considéré comme le terme de la guérison définitive. Quant aux opérés des observations XVI et XX, il ne nous est pas permis de les compter parmi les bénéficiaires de la néphrectomie.

Les tumeurs rénales offrent donc, à la suite d'une opération radicale, des chances de guérison durable ; et les résultats finaux pourront encore s'améliorer lorsque les médecins seront mieux pénétrés de la symptomatologie et de la palpation rénale.

CHAPITRE IV

CONDITIONS DE LA GUÉRISON OU DE LA RÉCIDIVE

Parmi les néphrectomisés qui ont échappé à une mort immédiate, il y en a, comme nous l'avons vu, qui meurent de récidive au bout d'un temps plus ou moins long, alors que d'autres présentent une guérison stable. Il y aurait un intérêt considérable à prévoir d'après les conditions particulières de chaque malade, la possibilité de la guérison ou de la récidive. Cet enseignement ne peut s'obtenir que par une étude de nos opérés. Et cette étude comprendra l'âge de nos malades, le sexe, le côté, le début de la maladie, les dimensions et la mobilité de la tumeur, la nature histologique, le varicocèle et les ganglions.

1° **Age**. — Albarran et Imbert citent 26 cas de guérison dont 15 étaient âgés de quarante-trois à soixante-quatre ans, les autres de vingt et un à trente-neuf ans. Nos six opérés qui ont dépassé quatre ans, étaient entre quarante-cinq et soixante et onze ans et les deux autres qui atteindront probablement les quatre ans étaient autour de cinquante-cinq ans. Cette constatation est très heureuse : elle permet de ne pas désespérer alors même que les malades ont un âge avancé.

2º **Sexe**. — Pour Albarran et Imbert, les femmes guérissent mieux que les hommes : 14 femmes pour 7 hommes. Toutes nos guérisons définitives sont représentées par des hommes. Il est vrai que sur nos 20 observations, il n'y a que 2 femmes.

3º Quant au **côté**, les guérisons se voient aussi bien à droite qu'à gauche.

4º **Début de l'affection**. — Pouvons-nous, avec les moyens dont nous disposons, connaître le début du cancer du rein ? Rien n'est aussi trompeur que les symptômes de cette affection, et nous ne croyons pas qu'il y ait un symptôme initiateur.

Que l'on envisage l'hématurie, la douleur, la tuméfaction ou le varicocèle, aucun de ces symptômes ne pourra nous donner la clef, aucun n'arrivera à fixer la date initiale de la maladie.

L'*hématurie* qui, en général, est le premier symptôme constaté par le sujet, n'est pas pour cela le premier symptôme de l'affection. Plus d'un malade porte un rein augmenté de volume sans s'en douter, sans en éprouver aucune gêne et ne songe à consulter que du jour où le sang apparaît dans les urines. L'hématurie peut donc faire défaut au début du cancer du rein et même pendant toute l'évolution de la maladie. Le malade de l'observation VI avait une masse énorme dans l'hypocondre gauche, remontant à plusieurs années, quand apparut la première hémorragie.

Dans bien des cas l'hématurie est si minime au début qu'il faut le microscope pour révéler la présence du sang, c'est l'*hématurie microscopique*. Le malade peut se présenter pour une vague douleur dans la région rénale où, pourtant, on ne sent aucune tuméfaction. Il faut avoir soin d'examiner l'urine de ce malade qui a peut-être un cancer qui, plus tard, serait inopérable ou dont l'intervention donnerait des résultats lamentables.

On devra donc toujours faire un examen microscopique des urines, de préférence après centrifugation.

On peut y trouver des globules rouges en plus ou moins grand nombre, ce qui fait songer à une affection génito-urinaire.

Uu élément important, mais rare, peut s'y rencontrer, la cellule néoplasique. Il faut ajouter que c'est là un diagnostic malaisé parce que les cellules cancéreuses n'ont rien de typique ; mais elles éveilleront l'idée d'une tumeur possible. Quoique d'une recherche délicate, ces cellules auraient fait poser le diagnostic de cancer par Lauer, Rowsing, etc.

On ne peut donc se fier à l'hématurie pour affirmer la date de l'apparition du cancer, parce que, souvent, elle n'est que la révélation d'un état torpide ancien.

La *douleur* est-elle un symptôme du début du cancer du rein ? Non. Il y a parfois des douleurs vives ayant le caractère de coliques néphrétiques qui sont dues vraisemblablement au spasme de l'uretère pendant le passage d'un caillot ; souvent aussi la douleur fait défaut.

Examinons nos observations au point de vue du début du cancer.

Pour les cas récidivés ainsi que pour les cas non récidivés, l'hématurie a été en général le symptôme initial.

TABLEAU IV

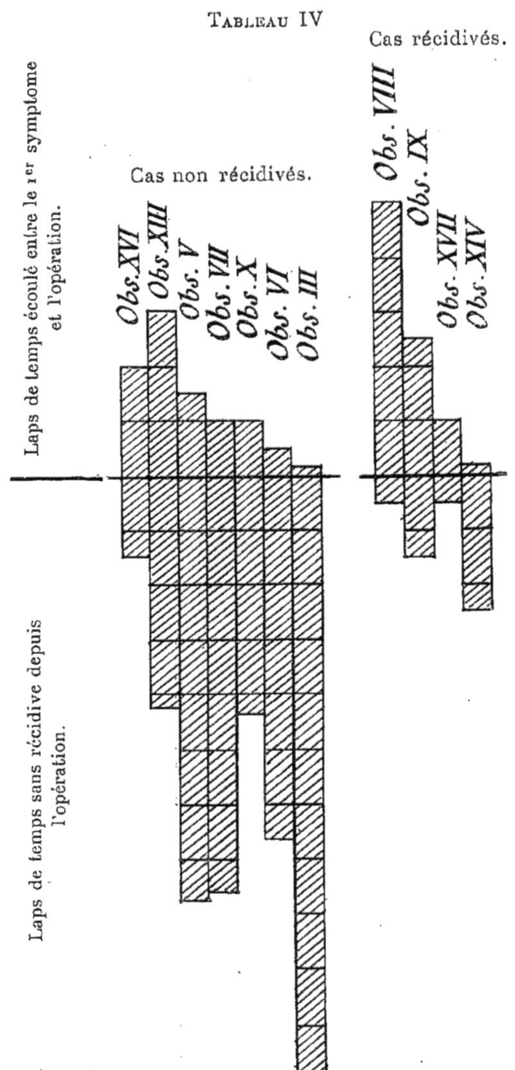

Chaque segment entier correspond à une année.

Tableau V

	MODE ET DATE DE DÉBUT	ÉVOLUTION POST-OPÉRATOIRE
	Cas récidivés.	
Obs. I . . .	A laisser de côté, l'opération ayant été insuffisante.	
Obs. VIII. .	Il y a 5 ans par hématurie.	Récidive sur place.
Obs. IX . .	Il y a 2 ans 1/2 par douleur.	Récidive constatée 15 mois après.
Obs. XIV. .	Il y a 25 jours par hématurie.	Récidive constatée 2 ans 1/2 après.
Obs. XVII .	Il y a 2 ans, coliques néphré-tiques avec petits graviers. La tumeur existait-elle déjà? Il y a 1 an, hématurie (début imprécis.	Récidive 6 mois après.
	Cas non récidivés.	
Obs. III . .	Il y a 2 mois 1/2 par une héma-turie. (Etant données les dimen-sions de la tumeur, elle remon-tait certainement à beaucoup plus de 2 mois 1/2.	Pas de récidive 11 ans après.
Obs. V. . .	Il y a 1 an 1/2, douleur et hématurie.	Pas de récidive 7 ans et 9 mois après.
Obs. VI . .	Il y a 6 mois, par hématurie.	Pas de récidive 6 ans et 7 mois après.
Obs. VII . .	Il y a 1 an, par douleur lom-baire et hématurie (épithélioma avec énorme kyste hématique).	Pas de récidive 7 ans et 8 mois après.
Obs. X. . .	Il y a 1 an, constation d'un varicocèle.	Pas de récidive 4 ans et 4 mois après.
Obs. XIII. .	Il y a 3 ans, a uriné du sang. Depuis 11 mois en urine sou-vent. Ce malade avait en même temps un petit calcul du rein qui était peut-être la cause de la première hématurie.	Pas de récidive 4 ans et 4 mois après.
Obs. XVI. .	Il y a 2 ans, hématurie.	Pas de récidive 1 an 1/2 après.
Obs. XX . .	Il y a 2 mois, hématurie.	Pas de récidive 10 mois après.

Nous laissons de côté le malade de l'observation I, chez lequel l'opération n'avait été que palliative et par conséquent insuffisante.

Chez les quatre autres qui ont récidivé (obs. VIII, IX, XIV, XVII) l'hématurie est survenue cinq ans, deux ans et six mois, un an ou deux ans, vingt-cinq jours avant l'opération. Chez le premier elle remontait à cinq ans et chez le dernier à vingt-cinq jours. Après l'opération du premier qui avait été incomplète, la tumeur a continué à évoluer sur place en produisant les symptômes de la paraplégie douloureuse ; le dernier, avant sa récidive, a joui d'une parfaite santé pendant deux ans. Cette constatation est en faveur d'une opération hâtive.

Les six malades (obs. III, V, VI, VII, X) qui n'ont pas eu de récidive ont présenté leur premier symptôme un an et six mois, un an, un an et onze mois, six mois, deux mois et quinze jours avant l'opération. Le malade de l'observation III avait probablement une affection déjà ancienne à en juger par la tumeur qui était énorme.

Ces heureuses guérisons sont dues sans doute à ce que les malades n'avaient pas attendu très longtemps avant de se confier au chirurgien. Cependant on peut avoir de beaux résultats pour des tumeurs qui n'ont pas été enlevées tout à fait à leur début et qui étaient déja volumineuses.

5° Les **dimensions** des tumeurs doivent-elles entrer en ligne de compte quand il s'agit de guérison ? Albarran ne le croit pas, et cite des cas de guérison durable avec une tumeur ayant le volume d'une tête d'adulte.

Malheureusement, nous n'avons pas le poids des tumeurs de toutes nos observations.

Pour les récidivés :

Obs. VIII : 992 grammes ;

Obs. IX : 350 grammes ;

Obs. XIV : non pesée, de dimension très modérée ;

Obs. XVII : 167 grammes.

La récidive fut rapide chez les malades des observations VIII et IX, sans doute en raison de la masse volumineuse qui avait déjà envahi les ganglions. On peut dire de même pour l'observation XIV, quoique la tumeur fût de volume moyen. Mais on comprend moins la récidive rapide (six mois après l'opération) chez le malade de l'observation XVII, qui avait un rein d'un volume presque normal. Il faut penser que l'envahissement ganglionnaire avait été précoce, que, peut-être même, des greffes cancéreuses s'étaient développées dans la veine rénale.

Pour les non récidivés :

Obs. III : non pesée, mais volumineuse ;

Obs. V : non pesée, assez considérable.

Obs. VI : non pesée, assez considérable.

Obs. VII : 800 grammes, mais en réalité tumeur peu volumineuse avec gros kyste.

Obs. X : masse considérable.

Obs. XIII : volume normal.

Chez les trois premiers la tumeur était assez considérable. La tumeur du malade de l'observation VII étai énorme, mais il faut tenir compte d'un gros kyste qui occupait tout le pôle inférieur du rein. Quant aux deux derniers opérés, ils avaient un rein de volume à peu près normal.

Le volume de la tumeur semble donc jouer un rôle secondaire au point de vue de la guérison définitive. Il en est tout autrement de la fixité de la tumeur.

Parmi les cas de longue survie, il n'est jamais question de tumeur cliniquement adhérente. Dans les observations de nos malades qui n'ont pas récidivé, il n'est pas dit mot de la fixité de la tumeur. D'ailleurs toutes les fois que la palpation a révélé des adhérences, on s'est bien gardé d'intervenir.

6° La **nature histologique** de la tumeur pourrait-elle nous donner une solution ? Les tumeurs malignes du rein peuvent appartenir à différents types histologiques sur lesquels il existe encore bien des incertitudes aussi bien au point de vue de l'origine que de la variété.

On voit toutes les tumeurs malignes dans les cas de guérison stable. Alborran et Imbert, sur 26 cas de guérison, rapportent : 1 adénome, 10 épithéliomas, 7 hypernéphromes et 6 sarcomes. Il y a donc prédominance de l'épithélioma. Dufield (*New Med. Journal*, 1909) affirme au contraire que l'hypernéphrome est la tumeur rénale la plus fréquente.

Quelle que soit la variété la plus commune de ces tumeurs, voyons à quel type appartenaient celles qui dans nos observations ont évolué vers la récidive ou vers la guérison.

Les malades qui ont récidivé (obs. I, VIII, IX, XIV, XVII) présentaient des épithéliomas, du moins les quatres derniers, parce que dans l'observation I la nature de la tumeur n'est pas indiquée.

Ceux qui ont guéri (obs. III, V, VI, VII, X, XIII, XVI, XX) avaient pour la plupart une tumeur épithéliale.

Dans nos observations, le type épithélial est donc nettement prédominant, mais de là tirer une conclusion en faveur de la guérison ou de la récidive est une impossibilité pour le moment. Comme le disait très bien Legueu à la Société Internationale de Chirurgie en 1908, en parlant des survies beaucoup plus longues dans certains cas d'ablation notoirement incomplète : « L'explication des faits de ce genre que nous avons relevés pour tous les cancers entre dans cette question encore si mystérieuse de la malignité variable des tumeurs, même d'un type histologique semblable. »

7° Nous trouverons une réponse peut-être plus positive dans la présence ou l'absence des **ganglions** et du **varicocèle**.

L'adénopathie néoplasique, quoique moins fréquente que dans les tumeurs des autres viscères, se voit assez souvent dans les tumeurs du rein. Où se rencontrent habituellement les ganglions ? Pour fixer les idées, nous allons rappeler rapidement le trajet des lymphatiques du rein et leurs ganglions.

On peut distinguer les lymphatiques profonds et les lymphatiques superficiels.

Le premier groupe est constitué par de simples

espaces lymphatiques que l'on trouve dans les différentes zones de l'organe. Il y existerait un véritable
système laculaire donnant naissance à des canaux
lymphatiques qui se dirigent vers le sinus en suivant
le trajet des vaisseaux sanguins pour aller se jeter
dans un groupe de cinq à six ganglions situés sur les
côtés de l'aorte, les ganglions *juxta-aortiques*.

Quant aux lymphatiques superficiels, ils forment
un réseau sous-jacent à la capsule fibreuse du rein.
Des troncs qui en naissent, les uns se jettent dans les
lymphatiques profonds, les autres gagnent la périphérie
de l'organe pour se jeter dans des lymphatiques qui
appartiendraient en propre à la capsule adipeuse, ce
qui nous expliquerait l'envahissement de l'atmosphère
périrénale dans certains cas de cancers latents.

Les ganglions latéro-aortiques peuvent se diviser en
deux groupes : gauches et droit.

La chaîne latéro-aortique gauche s'étend de la
1re vertèbre lombaire à la 4e. Le pédicule la divise en
deux groupes : l'un est placé au-devant du pilier du
diaphragme, l'autre, plus important, repose sur le psoas
dans l'espace compris entre la face externe de l'aorte
et la veine spermatique gauche. Il y a une certaine
distance entre la veine et les ganglions, et il faut que
ceux-ci soient énormes pour que, par compression de
la veine spermatique, ils produisent le varicocèle.

La chaîne latéro-aortique droite présente à peu
près la même disposition, mais se trouve ici en contact
surtout avec la veine cave qui pourra être lésée au
cours de l'ablation des ganglions.

Ce sont donc ces ganglions qui vont être envahis

au cours du cancer. Mais il faut se rappeler que des tumeurs volumineuses respectent parfois les ganglions, tandis que de petites tumeurs sont accompagnées d'une adénopathie considérable. Il faut savoir aussi que pendant une opération on peut rencontrer des ganglions volumineux qui ne sont pas néoplasiques ; ils sont formés de cellules lymphoïdes. Cette constatation peut expliquer l'absence relative de récidive dans les tumeurs du rein.

On se souviendra qu'au cours d'une intervention, il importe de rechercher les ganglions au niveau du hile, en arrière, du côté du pilier du diaphragme, et en bas, sur les côtés de l'aorte et de la veine cave.

Les ganglions suffisent-ils à expliquer la récidive, comme l'affirme Grégoire qui plaide pour l'extirpation complète des ganglions dans le but d'obtenir un plus grand nombre de guérisons ?

Chez nos opérés, qui pour la plupart étaient des cas déjà anciens, on ne s'est pas préoccupé de l'ablation des ganglions. Les deux fois où leur présence fut constatée (obs. V et IX), on a eu un beau cas de guérison pour le premier et une récidive pour le second.

A la question des ganglions il faut rattacher le varicocèle, puisque pour bien des auteurs, Guillet et Legueu surtout, il est dû à la compression des veines spermatiques par les ganglions hypertrophiés. Nous avons montré précédemment que cette opinion n'était point partagée par Héresco, Albarran, etc.

Dans les observations IX et V, le varicocèle disparaît après l'ablation du rein, bien que les ganglions

MORTS OPÉRATOIRES

IV | Accident opératoire (ne peut pas figurer ici).

	CAS AVEC VARICOCÈLE			CAS SANS VARICOCÈLE	
XI	V. présence. Pas de ganglions à l'autopsie.	Mort d'infection.	XII	V. o. Gros ganglions à l'opération et à l'autopsie.	Mort. Blessure de la veine cave.
XVIII	V. présence. Quelques ganglions, l'un gros comme une noisette.	Mort d'infection.	XIX	V. o. Pas de ganglions.	Mort. Insuffisance rénale (Greffes cancéreuses dans la veine rénale.

MALADES AYANT SURVÉCU A L'OPÉRATION

Récidivés.

I | Opération conservatrice (ne doit pas figurer ici).

	CAS AVEC VARICOCÈLE			CAS SANS VARICOCÈLE	
VIII	V. présence. Ablation incomplète de la tumeur.	La tumeur continue à évoluer.	XIV	V. o. Ganglions non vus.	Récidive constatée 2 ans et 5 mois après l'opération.
IX	V. très léger. Quelques ganglions.	Récidive constatée 15 mois après l'opération.	IX	V. o. Ganglions non vus.	Récidive par métastase constatée 6 mois après.

Non récidivés.

	CAS AVEC VARICOCÈLE			CAS SANS VARICOCÈLE	
V	V. présence. Ganglions. On enlève un ganglion sur le pédicule.	Pas de récidive 7 ans et 9 mois après l'opération.	III	V. o. Ganglions. On ne s'en occupe pas.	Pas de récidive 11 ans après.
VI	V. léger. Ganglions. On ne s'en est pas occupé.	Pas de récidive 6 ans et 7 mois après l'opération.	VII	V. douloureux. Ganglions. On ne s'en est pas occupé.	Pas de récidive 7 ans et 8 mois après.
X	V. net. Ganglions. On ne s'en est pas occupé.	Pas de récidive 4 ans et 4 mois après l'opération.	XVI	V. o. Ganglions o.	Pas de récidive 1 an et demi après.
XIII	V. présence. Ganglions o.	Pas de récidive 4 ans et 4 mois après l'opération.	XX	V. o. Ganglions o.	Pas de récidive 10 mois après.

aortiques n'aient pas été enlevés ; de même que le varicocèle était très net chez les opérés XII, XIII, XIV, en l'absence de tout ganglion.

Peut-on, de la présence ou non du varicocèle, établir un pronostic heureux ou fâcheux ?

Sur nos 20 opérés, le varicocèle symptomatique existait 8 à 9 fois.

Pour nos morts opératoires, le varicocèle a été noté 2 fois (obs. XI et XVIII).

Il n'a été noté que 2 fois (obs. VIII et IX) pour les récidivés.

Pour les non récidivés, il a été constaté dans les observations V, VI, X, XIII, alors qu'il était absent chez les opérés III, VII, XVI et XX.

Nous pouvons conclure que l'on ne peut attribuer une valeur de pronostic à la constatation ou à l'absence du varicocèle symptomatique.

8° Le **procédé opératoire** peut-il être une cause de guérison ou de récidive, la question de la meilleure voie étant mise à part ?

Legueu, en 1908, cite 15 observations en vue de résultats éloignés : 7 néphrectomies lombaires ont donné 6 récidives de quatre mois à vingt-cinq mois ; 6 néphrectomies transpéritonéales qui ont été jugées par 4 récidives de huit à vingt quatre mois.

Sur nos 20 observations, il n'y a qu'une opération par la voie transpéritonéale (obs. XV) dont le résultat a été une mort rapide par choc ; mais il est vrai que la tumeur était énorme (1.100 gr.), qu'il y avait des adhérences et que l'anesthésie avait été pénible et longue.

Ce que l'on peut dire pour nos 20 observations, c'est qu'il n'a pas été fait de recherche systématique des ganglions, comme le propose Grégoire. Selon cet auteur il ne faut jamais négliger de rechercher les glandes lymphatiques non seulement au niveau du pédicule, mais encore le long des vaisseaux et, en arrière, du côté du pilier du diaphragme. L'extirpation des ganglions se fait à la sonde cannelée en agissant avec prudence, surtout à droite en raison des déchirures possibles avec la veine cave. Grégoire, en suivant sa méthode, présente 4 observations personnelles qui ont été jugées par 3 morts opératoires et une récidive locale au bout de 9 mois !

Cette constatation semble indiquer la gravité immédiate de l'ablation des ganglions. Albarran déconseille fortement l'ablation des chaînes ganglionnaires se prolongeant jusque dans le bassin ou de celles qui sont haut placées, parce que les ganglions du médiastin sont pris eux-mêmes. Il ajoute : « Dans ce cas, on fait quand même des opérations incomplètes et on augmente considérablement la gravité opératoire sans garantir davantage l'avenir. » Ce sont aussi les idées de Kronlein.

Dans ces dernières interventions, M. Rafin s'est rapproché autant que possible de la technique de Grégoire et il en a retiré l'impression qu'elle aggrave le pronostic opératoire immédiat.

CHAPITRE V

CANCER ET CALCUL DU REIN

En général, le cancer du rein ne se développe pas en même temps qu'une autre affection. Cependant sur nos 20 observations, il existe 3 cas de coexistence de néoplasie et de calculose (obs. X, XIII et XIX).

La coexistence de la lithiase et d'un néoplasme du rein n'est pas très commune chez l'adulte — elle n'a jamais été rencontrée chez l'enfant — puisqu'Albarran et Imbert, dans le *Traité des Tumeurs du rein*, en 1903, ne rapportent que vingt-six cas. Le calcul peut se développer dans une région assez éloignée de la tumeur, les deux affections évoluant pour leur compte propre, telle l'observation citée par Loumeau dans la *Gazette hebdomadaire des Sciences médicales de Bordeaux*, 1910. Mais le point intéressant de la question est de savoir s'il y a une influence pathogénique de la tumeur sur le calcul et du calcul sur la tumeur.

Albarran et Imbert attribuent un rôle pathogénique très net au traumatisme constant de la pierre sur le parenchyme rénal, et ils citent à l'appui le cas d'un malade qui présenta un cancer huit mois après une néphrolithotomie.

Les auteurs anglais partagent cette opinion. Au

contraire, Domenico Taddei *(Folia Urologica* de juin 1908) pense que le plus souvent les calculs se forment secondairement. Et dans ce cas il s'agirait de calculs phosphatiques qui prennent naissance a la faveur d'un caillot ou de débris néoplasiques à la suite d'une certaine rétention rénale.

Oraisan et Nadal, deux élèves du professeur Pousson, se rallient à l'antériorité de la calculose. Dans la *Gazette hebdomadaire des Sciences médicales de Bordeaux* 1910, à propos de deux observations où les malades présentaient depuis longtemps les symptômes de la lithiase rénale, ils font une étude très intéressante de la question.

Nicolich, à la IXe Session de l'Association Française d'Urologie en 1905, a présenté une observation d'épithélioma du bassinet avec coexistence de nombreux calculs. Le sujet qui a quarante-neuf ans, après des hématuries à l'âge de dix et treize ans, n'en présenta d'autres que dans ces derniers mois. Donc en toute probabilité les calculs existaient bien avant le néoplasme.

Les débris néoplasiques ne sont pas nécessaires pour la formation des calculs. Dans un rein sain les sels de l'urine ne se concrètent pas. Un noyau est pourtant nécessaire et il sera fourni par les éléments organiques produits par l'irritation des tubes urinifères ou autrement dit par une néphrite. En effet Albarran a montré l'existence constante de la néphrite dans la lithiase.

De plus, en ce qui concerne la nature de la pierre, pour Oraisan et Nadal, 11 fois il s'agissait de calculs primitifs d'acide urique ou d'urate de soude, 2 fois d'oxalate de chaux et 3 fois de calculs phosphatiques.

Donc, si l'antériorité de la calculose sur la néoplasie est évidente, la question prend une importance capitale pour le chirurgien qui devra, chez un lithiasique, faire des examens précoces très soigneux afin de dépister tout néoplasme. Il devra aussi s'assurer de l'état fonctionnel de l'autre rein, soit par la division des urines, soit par la polyurie expérimentale ou tout autre examen fonctionnel, avant toute intervention, dans la crainte qu'au cours de l'opération il ne soit obligé de sacrifier l'organe malade. Quand il aura à opérer un lithiasique, qu'il ait soin de regarder et de palper l'organe qu'il tient en main pour ne pas réintégrer dans sa loge un rein déjà atteint de néoplasie au début.

Nos trois observations ne suffisent pas à trancher la question, mais elles augmenteront le nombre assez restreint des cas de cancer et de calcul.

Dans l'observation X, il s'agissait d'un urinaire infecté depuis longtemps, qui avait présenté des coliques néphrétiques en 1896 et qui, depuis, avait souffert tantôt à droite, tantôt à gauche. Il n'a été opéré qu'en 1906. On peut donc penser que le rein était infecté depuis longtemps et que la lithiase a produit le cancer.

Que penser du malade de l'observation XIX, qui en 1893, eut des coliques néphrétiques à droite et qui, depuis en présenta plusieurs ? Cependant après l'ablation du rein gauche on constata dans un calice un calcul d'acide urique. On peut donc admettre, bien

que le malade n'ait pas souffert à gauche, que le calcul
a devancé le néoplasme.

On ne peut en dire autant de l'opéré de l'observation XIII : la tumeur occupait le pôle inférieur et les
graviers se trouvaient dans une loge placée dans le
pôle supérieur. Par conséquent, il n'est guère possible
d'admettre une relation de causalité entre la calculose
et la néoplasie.

De ces quelques pages nous devons tirer un enseignement. Tout lithiasique, que l'on met au régime et
qu'on envoie aux eaux, doit être surveillé, parce que
les calculs, par leurs mouvements et l'irritation qu'ils
produisent, peuvent à la longue faire naître le
néoplasme.

Etudiant le résultat des interventions pour cancer du
rein, nous devons nous demander si la coexistence de
ces deux affections est susceptible de modifier les
conditions d'un diagnostic hâtif et les résultats opératoires.

Pour le malade de l'observation X, le varicocèle
donna heureusement l'éveil.

Dans l'observation XIII, les hématuries après une
fatigue auraient pu égarer le diagnostic.

Que le calcul fût primitif à la tumeur ou inver-
sement, de nos trois opérés, l'un (obs. X) a été revu
en excellente santé quatre ans et deux mois après
l'opération, l'autre (obs. XIII) n'avait pas de récidive
quatre ans et quatre mois après l'intervention ; quant
au troisième (obs. XIX) qui avait un rein insuffisant
et des greffes cancéreuses sur les parois de la veine
rénale, il mourut quatre jours après l'opération.

CHAPITRE VI

DOIT-ON OPÉRER LE CANCER DU REIN

Le cancer du rein est fatal, il ne s'agit que d'une question de temps. Mais la mortalité par opération ou par récidive est si considérable qu'on peut se demander, en songeant à l'évolution relativement longue des tumeurs malignes du rein, s'il ne serait pas préférable de ne pas intervenir. Albarran, Ulrich citent des observations de tumeurs ayant évolué pendant plusieurs années. Guillet, sur 33 malades, a constaté une évolution entre 5 et 16 ans, soit une moyenne de 3 ans et 6 mois. Albarran arrive à une moyenne de 3 à 5 ans.

On a, semble-t-il, exagéré l'importance et le nombre des cas à longue survie, par rapport à ceux qui meurent rapidement et tombent dans l'oubli.

Pour notre part, nous avons étudié 22 observations de malades non opérés. En prenant pour signe du début le premier symptôme révélateur, c'est-à-dire l'hématurie, voici la durée que nous constatons pour l'évolution des tumeurs malignes du rein :

5 ans	1 cas
3 ans	7 —
2 ans 1/2	1 —

> 1 an 1/2 . . . . 4 cas
> 1 an . . . . 3 —
> De 7 mois à 3 mois . . . . 6 —

D'après ce tableau, l'évolution du néoplasme paraît se faire habituellement dans l'espace de 3 ans. Mais si nous prenons la moyenne, nous arrivons au chiffre de 1 an et 10 mois, ce qui est loin des moyennes de 3 à 5 ans d'Albarran. Il est vrai que l'hématurie n'est pas toujours le signe du début du cancer. Un bon nombre de malades, au moment de la première hématurie, présentaient déjà un rein énorme et fixé, ce qui a fait du reste rejeter toute idée d'intervention.

Malheureusement, nous n'avons pas l'autopsie de tous ces malades.

Puisque, d'une part, l'évolution des tumeurs du rein est fatale, et que, d'autre part, la guérison définitive est possible, n'est-ce pas là une justification suffisante de la néphrectomie? Cependant il faut tenir compte de la survie des non opérés. Mais quelle survie! Parfois les hématuries se renouvellent sans cesse, la tumeur arrive à occuper tout l'hypocondre et les malades tombent dans une dépression très marquée qui va jusqu'au marasme.

Si nous nous reportons à nos observations, voici notre bilan :

1° **7 morts opératoires**. — L'opéré de l'observation IV disparaît par suite d'un accident ; ceux des observations XII et XV avaient des jours comptés, ainsi que celui de l'observation XIX, en raison des greffes néoplasiques dans la veine cave. Les hémorragies répétées indiquaient nettement l'intervention chez les malades des observations II et XI. Donc, pour les décès opératoires, il ne faut regretter que le malade de l'observation IV.

2° **5 récidivés**. — L'intervention dans l'observation I étant incomplète, nons la laisserons de côté.

Le volume et l'ancienneté de la tumeur étaient d'un mauvais présage pour le malade de l'observation VIII. La longue survie, dans de bonnes conditions, des opérés IX et XIV plaide en faveur de l'intervention. Il n'en est pas de même du malade de l'observation XVII qui, six mois après l'intervention, présentait une métastase thoracique.

3° **6 guérisons** sur 20, au lieu de 1 sur 20 comme dans la statistique de Forgue.

Donc, dans la néphrectomie pour cancer, il y a des pertes qui sont les morts opératoires et les récidives, mais il y a aussi des gains pour les heureux bénéficiaires de la néphrectomie.

OBSERVATIONS

OBSERVATION I

Cancer du rein droit. — Néphrectomie partielle le 24 mai 1896. — Récidive locale en juillet 1898. — Néphrectomie le 4 juillet 1898. — Mort le 30 octobre 1898 de récidive locale.

M..., âgé de quarante-deux ans, employé, entre à l'hôpital le 15 mai 1896, pour hématuries.

ANTÉCÉDENTS HÉRÉDITAIRES. — Père mort d'accident, mère morte à soixante-deux ans d'un cancer utérin ; pas de frère, ni sœur.

ANTÉCÉDENTS PERSONNELS. — Marié depuis douze ans ; n'a pas d'enfant.

A eu la scarlatine à dix ans ; une pleurésie à huit ans ; la fièvre muqueuse à seize ans ; une blennorragie à vingt ans. Alcoolisme. En 1893, on le reconnaît diabétique.

Deux analyses d'urine ont été faites : l'une, en janvier 1893, porte 13 grammes de sucre, sans albumine ni pus ; l'autre, en novembre 1894, porte 9 grammes de sucre, sans albumine, ni pus.

En novembre 1894, pendant trois jours, il eut de violentes coliques à droite avec irradiations dans le testicule ; en même temps, le malade a des envies fréquentes d'uriner et pisse du sang ; il expulse un long caillot, mais pas de calcul ou gravier.

En juin 1895, nouvelle colique à droite avec l'émission d'un caillot. En juillet, le malade voit le D⁻ Cordier qui le palpant, fait naître une douleur très forte qui dure trois jours et s'accompagne d'hématurie. Un séjour à Evian produit une certaine amélioration.

Actuellement, il existe de la fièvre le soir. L'amaigrissement est marqué.

La douleur du rein droit s'irradie dans l'omoplate du même côté. La marche et la station verticale augmentent cette douleur.

Rien au cœur et aux poumons.

Quelques ganglions dans les deux aisselles.

Mictions. — Deux à trois fois la nuit ; urine rarement le jour. Elles ne sont pas douloureuses.

Urine. — Contient peu de pus ; les globules rouges sont prédominants. La quantité actuelle est d' 1 litre par jour. 3 grammes de sucre par litre.

A un deuxième examen, l'urine émise contient peu de sang, pas de pus. 40 grammes environ, retirés à gauche par cathétérisme urétéral donnent les mêmes résultats ; mais à droite une quantité semblable contient du sang rutilant.

L'urine examinée au microscope ne renferme aucun microbe.

Un essai de cultures est resté stérile.

Deux cobayes ont été inoculés et, après deux mois, ils ont été trouvés indemnes de tuberculose.

La *prostate* est remarquablement petite.

Le *foie* est augmenté de volume ; il a environ 14 centimètres de haut et déborde de trois travers de doigt les fausses côtes. Au-dessous, on sent le rein augmenté de volume et donnant nettement la sensation du ballottement rénal. A gauche, on sent une *rate* énorme.

Très léger varicocèle à gauche.

23 mai 1896. — Opération en présence du D⁻ Chapotot. Incision lombaire.

Le rein est mis à nu. La capsule adipeuse est normale. Une main explorant le rein sur toutes ses faces, permet de constater qu'il n'y a ni calcul, ni adhérence.

Le rein est alors attiré au dehors, ce qui n'est point facile en raison de son volume énorme. Pendant ces manœuvres, il se vide une collection rénale, formée par une masse de fongosités, rouges et blanches qui font hésiter entre des lésions de tuberculose et d'encéphaloïde. Deux pinces de Doyen sont appliquées sur le pédicule et l'on constate que l'abcès (?) siège sur la face postérieure. Le rein est incisé sur toute sa longueur jusqu'au bassinet : il n'y a rien d'anormal. L'abcès est brûlé au thermocautère et des points superficiels et profonds suturent les lèvres de l'incision rénale. Le rein est réduit et l'on draine la loge.

24 mai. — Pouls bien frappé, mais rapide à 140.

L'urine atteint 400 grammes et contient beaucoup de sang. On fait un lavage de la vessie.

Les jours suivants, l'urine augmente peu à peu pour atteindre 1.200 à 1.400 grammes tout en se clarifiant. Le pouls devient meilleur et l'état général s'améliore légèrement, mais le malade conserve de la fièvre.

20 juin. — La fièvre a disparu, l'état général est meilleur, le malade se lève, marche et mange de bon appétit. L'urine ne renferme plus de sang, mais elle reste louche et contient de gros filaments. La plaie est presque complètement fermée et il y passe encore de temps en temps un peu d'urine. Dans le trajet fistuleux est placée une mèche de gaze.

11 juillet. — Depuis plusieurs jours l'urine ne passe plus dans les pansements. Les mictions sont au nombre d'une à trois la nuit et autant le jour.

L'urine est toujours trouble. Plusieurs lavages de la vessie au nitrate d'argent n'amènent pas de grandes modifications. Le trajet fistuleux persiste.

L'état général est bon et le malade part pour Evian.

28 août 1896. — A son retour des eaux, le malade pré-

sente un bon état général et a engraissé de plusieurs kilogrammes. Les urines sont limpides, mais la rate reste grosse.

6 novembre 1896. — L'état général est parfait ; le malade a engraissé de 12 kilogrammes. Les urines sont limpides et la quantité en vingt-quatre heures est de 2 litres. Il existe 2 grammes de sucre par litre. La rate reste grosse. La cicatrice est parfaite et on sent le rein droit un peu gros.

16 décembre 1896. — L'état général reste parfait. Les urines sont toujours limpides et ne renferment pas d'albumine.

13 décembre 1897. — Il y a un mois, les urines contenaient un peu de sang. La douleur de l'épaule droite a réapparu. Le rein est très perceptible, augmenté de volume. Le malade a maigri, mais les urines demeurent limpides et ne contiennent pas d'albumine. En somme, récidive probable.

23 mars 1898. — Le malade a maigri de 11 kilogrammes. La douleur sternale est vive et fait songer à une métastase. Le rein n'a pas augmenté de volume. Les urines présentent des traces d'albumine. La rate reste grosse. Le soir, il existe de la température entre 39 et 39°5.

1er juillet 1898. — Le malade a continué à maigrir. Il a de la fièvre : la température prise régulièrement pendant ces derniers mois, est normale le matin, mais varie le soir entre 38°5 et 39 degrés.

L'urine est louche et, au microscope, il existe des globules rouges déformés, mais il n'y a pas de pus.

Le rein droit est volumineux; le gauche semble l'être aussi. La rate reste grosse. La palpation de la région rénale est douloureuse.

Après bien des hésitations et des sollicitations, on consent à intervenir.

4 juillet 1898. — *Seconde opération. Incision lombaire.* Le rein se décolle de sa capsule très aisément, en avant,

mais, en arrière, il existe la même masse fongueuse que la première fois et de nombreuses adhérences. La tentative du décollement amène une déchirure du tissu et une abondante hémorragie. Une pince est placée sur le pédicule; le rein est enlevé par fragments et la plaie est fortement tamponnée.

L'examen de la pièce montre, qu'en un point, le tissu rénal est réduit à une faible épaisseur, qui recouvre la tumeur qui présente des semis qui rappellent les granulations tuberculeuses, alors que dans d'autres points il existe de petites masses ramollies et blanchâtres.

Le jour même de l'opération et le lendemain, du sérum est injecté au malade. Les urines des vingt-quatre heures sont d'environ 5oo centimètres cubes. Il n'y a pas de température, le pouls est bon.

2o septembre 1898. — La plaie est entièrement cicatrisée. Le malade se cachectise de plus en plus; il a eu, pendant quelque temps, de vives douleurs au niveau de la colonne vertébrale. La rate a diminué de volume. On ne sent pas le rein gauche; mais la loge rénale droite est occupée par une tumeur qui affecte la forme du rein et qui est évidemment une tumeur récidivée. On sent, en outre, un noyau de récidive au voisinage de la cicatrice.

3o octobre 1898. — Le malade meurt après avoir beaucoup souffert de la colonne vertébrale.

La mort a donc eu lieu quatre ans après les premiers symptômes, qui datent de novembre 1894, et qui consistaient en une colique néphrétique.

OBSERVATION II

Cancer du rein gauche. — Hématurie constatée un an avant l'opération. — Taille hypogastrique, exploration. — Néphrectomie lombaire. — Mort opératoire par choc et congestion pulmonaire.

R..., soixante et un ans, ménagère, née à Saint-Jacquesdes-Arrêts (Rhône), entre à l'hôpital Saint-Joseph le 17 août 1896.

ANTÉCÉDENTS GÉNÉRAUX. — Père mort, à quarante-sept ans, d'une affection intestinale. Mère, à soixante ans, d'affection aiguë, de nature indéterminée. Deux frères vivants et bien portants; une sœur morte en couches.

Réglée à seize ans; ménopause depuis cinq ans. Plusieurs grossesses, dont la dernière remonte à dix-neuf ans.

En mai 1895, elle fit une chute qui a nécessité un repos de deux mois au lit.

ANTÉCÉDENTS SPÉCIAUX. — Néant.

AFFECTION ACTUELLE. — Depuis deux ans, la malade a remarqué qu'elle avait des envies plus fréquentes d'uriner.

Il y a dix mois, première hématurie. Depuis lors, elle en a eu cinq, qui ont duré chacune deux ou trois jours; la dernière, avant son entrée à l'hôpital, remonte à un mois.

Mictions. — Le jour, toutes les deux heures, la nuit, deux ou trois; ni marche, ni voiture n'influent.

Vessie. — Exploration négative.

Urine. — Hématurie intense, l'urine a l'aspect du sang pur.

Reins. — Non perçus.

Utérus. — Très mobile, en rétroversion.

Cœur, poumons. — Néant.

28 août. — Dans l'ignorance du siège de l'hémorragie, on fit une taille sus-pubienne (ne pas oublier que cette observation date de 1896). La vessie ne présente aucune altération.

On ne voit pas de sang s'écouler par les uretères, même en comprimant le rein.

Suture complète de la vessie. Sonde de Pezzer.

7 septembre. — Fils enlevés, réunion par première intention.

Pendant le mois de septembre, la malade a eu une violente hématurie pendant vingt-quatre heures, qui l'a laissée fortement anémiée Etat hypothymique, troubles de la vue, pouls à 120, etc.

En octobre, l'état général s'est relevé, et le rein gauche, déjà augmenté de volume en septembre, fournit en octobre les constatations suivantes :

Dans le décubitus dorsal, on ne voit rien d'anormal. Dans le décubitus latéral, on aperçoit une saillie qui dépasse le rebord costal et qui est sensible dans les fortes inspirations.

A la palpation, tumeur qui dépasse le rebord costal de deux travers de doigt. Pas de bosselure. Ballottement lombo-abdominal très net.

Matité qui déborde légèrement le rebord costal.

Pas de douleur spontanée ou provoquée. Quantité d'urine : 1.200 grammes avec 16 grammes d'urée au litre.

14 octobre 1896. — NÉPHRECTOMIE LOMBAIRE. Le rein est recouvert par de grosses veines, la vascularisation est particulièrement intense. Il en résulte une certaine hémorragie qui oblige à mener rapidement l'opération. Pinces à demeure sur le pédicule.

Le long du pédicule, *deux à trois ganglions sont enlevés*, ils paraissent dégénérés.

Une petite déchirure péritonéale a été faite au cours des manœuvres.

Examen de la pièce. — Le volume du rein est quadruplé ; à sa surface se trouve une infinité de petites saillies de volumes divers, mais en général très petites.

Il n'y a pas d'atmosphère graisseuse proprement dite : le rein était enveloppé par une couche de tissu fibreux, sans graisse, adhérent intimement au péritoine.

A l'incision du rein, on voit que toute la substance rénale, sauf une bande de 1 centimètre d'épaisseur et 3 à 4 centimètres de longueur, au pôle supérieur, est remplacée par du tissu néoplasique. Le tout a un aspect vaguement rayonné de la périphérie au centre. Quelques petits kystes.

EXAMEN HISTOLOGIQUE. — Cette tumeur entre dans le cadre des hypernéphromes. Le parenchyme rénal a complètement disparu : il est remplacé par des néoformations

épithéliales caractéristiques. Ce sont des cellules épithéliales volumineuses avec gros noyau bien coloré. Le protoplasma est abondant, hyalin, transparent. Ces éléments
forment des amas, contenus dans des alvéoles de tissu
conjonctif lâche. C'est, en somme, un *épithélioma typique*
à cellules claires (Dr Faysse).

Après l'opération, l'état de la malade laisse à désirer :
un peu de cyanose, pouls petit, imperceptible.

Injections de caféine, de sérum.

Soir : Un peu d'amélioration.

15 octobre. — Un peu de mieux. Cependant pouls
à 140. A uriné 400 grammes dans les vingt-quatre
premières heures. L'urine ne contient que des traces
d'albumine.

16 octobre. — La malade, dont le pouls est devenu de plus
en plus rapide (200 au dire de l'interne), succombe dans la
nuit du 15 au 16, à 4 heures du matin.

Autopsie. — Plèvre en bon état. Rien au péritoine.
L'autre rein paraît indemne.

Foie : Calculs dans la vésicule.

Rate, cœur : Néant.

Le poumon droit présente des adhérences et une congestion intense, avec œdème spumeux du lobe inférieur, ce qu
n'existe pas de l'autre côté.

Les ganglions situés en avant de la colonne vertébrale
sont gros et noirâtres. (Il n'a malheureusement pas été fait
d'examen microscopique.)

L'artère rénale est remplie par un caillot noir, très solide,
de plusieurs centimètres d'étendue.

Accolé à la veine rénale, on trouve un ganglion du
volume d'un haricot, comme les précédents. Au point de
contact avec les ganglions, la veine présente un petit bourgeon charnu, comme si ce ganglion avait envoyé un prolongement dans le conduit de la veine.

En somme, pas de complications locales ou péritonéales
infectieuses. Mort par choc et œdème pulmonaire.

Observation III

Tumeur du rein. — Cathétérisme urétéral. — Néphrectomie lombaire, le 19 juin 1900. — Guérison constatée neuf ans après, et confirmée par lettre onze ans et deux mois après l'opération.

X..., cinquante et un ans, entre à l'hôpital Saint-Joseph, le 5 juin 1900, pour *hématurie*.

Antécédents héréditaires. — Père mort à quatre-vingt-onze ans d'affection indéterminée; mère en bonne santé; un frère qui se porte bien.

Antécédents personnels. — Marié, a trois garçons qui vont bien.

Fièvre typhoïde à l'âge de quatorze ans; à trente-deux ans, pendant un séjour en Afrique, il eut de la dysenterie et une crise d'ictère grave. Peu de temps après, il présenta des accès palustres de peu d'importance. De ces diverses affections, il ne lui reste qu'un état digestif médiocre.

L'affection actuelle remonte à la fin de mars 1900. Après un voyage en chemin de fer, le soir, en rentrant chez lui, le malade ne put uriner, et avec de nombreux efforts il arriva à émettre quelques gouttes de sang. La miction se fit ensuite, mais toute l'urine était uniformément colorée. L'hématurie persista pendant quarante-huit heures, s'interrompit, puis réapparut le cinquième jour, cette fois accompagnée de longs caillots.

Le 6 mai, nouvelle hématurie moins abondante que la première et ayant duré quatre jours. Dans toutes ces hématuries, le malade ne peut dire si le sang apparaît au début, au milieu ou à la fin de la miction. Jamais de coliques néphrétiques, ni de sable dans les urines.

Le docteur Rafin voit le malade le 20 mai et lui fait un examen cystoscopique négatif. Depuis, le malade souffre dans l'hypocondre droit.

Les *mictions* sont à peu près normales.

— 68 —

Urine claire, présentant un léger disque d'albumine; pas de sucre. La quantité en vingt-quatre heures est d'environ 3oo grammes.

Pas d'hématurie actuellement.

L'urètre est perméable avec une boule olivaire n° 23.

La *vessie* est normale à l'examen cystoscopique. Il n'y a aucune lésion au voisinage des orifices urétéraux.

La *prostate* est plutôt petite.

Rein : A la palpation de l'hypocondre droit, on sent une tumeur qui descend jusqu'à deux travers de doigt au-dessus de la crête iliaque ; au dedans, elle atteint presque la ligne médiane. Au-devant d'elle, il n'y a pas de sonorité, mais simplement une matité moins nette. Ce qui la fait distinguer du foie, c'est que dans les fortes inspirations on sent très nettement le bord du foie qui dépasse la côte d'un travers de doigt.

Pas de *varicocèle* ni à droite, ni à gauche.

L'état général est bon. Les troubles digestifs ont disparu depuis que le malade est au régime lacté.

La température se tient entre 37°,4 et 37°,8.

8 juin 1900. — On fait le cathétérisme de l'uretère gauche, on recueille directement l'urine du bassinet et en moins d'une demi-heure il s'écoule 7 centimètres cubes. Le milieu vésical est sanguinolent, tandis que le liquide recueilli dans le bassinet est jaune, présentant tous les caractères d'une urine normale.

L'urine totale et l'urine urétérale gauche ne contiennent ni pus, ni hémoglobine, ni sucre. L'urine urétérale présente de l'albumine en proportion assez sensible (20 à 3o centigrammes par litre). Elle renferme, en outre, de nombreux cylindres granuleux, de nombreuses cellules rénales, quelques hématies et leucocytes. Quant à l'urine totale, elle n'a pas trace d'albumine.

12 juin 1900. — NÉPHRECTOMIE LOMBAIRE DROITE. — Le rein est très hypertrophié avec un peu de périnéphrite et quelques adhérences péritonéales assez résistantes. Une

ligature au catgut est placée sur l'uretère, qui est sectionné au thermocautère, puis une pince longuette courbe est mise sur le pédicule. L'organe est enlevé, Une mèche de gaze est laissée dans la loge rénale, l'incision est suturée plan par plan.

L'examen de la pièce montre une tumeur d'aspect lobulaire. Elle a été enlevée en totalité, car elle n'a pas encore dépassé les limites de la capsule.

Il est à remarquer que le pôle inférieur du rein n'est pas envahi et qu'en ce point le tissu rénal a conservé son aspect normal. C'est ce qui explique que la masse offrait plus de développement dans le sens transversal que dans le sens vertical.

A l'examen histologique, on constate un *épithélioma* primitif des *tubuli contorti* (M. Mérieux).

27 juin. — Vive douleur dans la région du foie avec irradiation dans l'épaule. On doit faire une piqûre de morphine.

Le lendemain, on constate une légère matité à la base du poumon droit, mais il n'y a ni égophonie, ni respiration soufflante.

2 juillet. — Le malade part avec un assez bon état général.

3 novembre 1900. — Il revient voir le Dr Rafin. Sa santé est excellente; il a gagné 6 kilogrammes. Il n'y a pas de varicocèle. Les urines sont limpides.

13 juin 1901. — Le malade revient en très bonne santé. Le poids a augmenté en tout de 11 kilogrammes. Il a repris toutes ses fonctions. On constate cependant quelques ganglions iliaques.

25 juin 1902. — L'état de santé reste parfait. Les ganglions inguinaux ont disparu.

16 juin 1903. — Le malade vient se montrer. L'état général est excellent. Il a pris 12 kilogrammes depuis l'opération.

19 janvier 1910 (dix ans moins cinq mois après l'opération). — L'état général reste excellent. Il n'y a pas de signes

de récidive, pas de ganglions. Les urines sont limpides, ne contenant ni albumine, ni sucre. Donc, résultat parfait.

4 décembre 1911. — Revu en parfaite santé. Pas de récidive, ni de ganglions. Pas d'albumine, pas de globules rouges dans les urines.

Observation IV

Papillome rénal. — Hématurie trois mois auparavant. — Incision exploratrice. — Néphrectomie d'urgence. — Mort.

B..., âgé de quarante-deux ans, entre à l'Hôpital Saint-Joseph le 3 juillet 1903 pour hématurie.

Antécédents généraux. — Rien à signaler.

Antécédents personnels. — Femme en bonne santé; deux enfants qui vont bien. Bronchite à vingt-trois ans. Neurasthénie il y a deux ans. Pas de blennorragie. Jamais de coliques néphrétiques, ni de sable dans les urines; pas de traumatisme rénal.

L'affection actuelle a débuté il y a deux mois, en mai 1903, par une hématurie ayant duré deux à trois jours et ne s'accompagnant pas de douleur. Les hématuries sont intermittentes et ne sont influencées ni par la marche, ni par les voyages.

Les *mictions* sont normales et ne sont pas douloureuses.

En faisant uriner le malade dans trois verres, on constate que tous trois ont une égale quantité de sang. Pas de sucre.

Rien à l'*urètre*.

La *vessie* a une capacité de 220 centimètres cubes.

L'*urine* est rougeâtre, trouble. En vingt-quatre heures, 1.100 grammes. A l'analyse, on trouve :

	Par litre	Par 24 heures
Eléments fixes . . .	39,5	43,45
Chlorures	10,01	11,01

	Par litre	Par 24 heures
Acide phosphorique .	2,37	2,61
Acide urique	0,55	0,61
Urée	20,63	22,73
Albumine	0,48	0,53

L'examen microscopique du dépôt montre des cristaux de phosphate de calcium, de rares leucocytes, de nombreuses hématies, quelques cellules rondes et quelques cylindres hyalins; pas d'élément microbien (M. Mérieux).

Prostate, 0.

Reins, 0.

Testicules, un noyau sur la tête de l'épididyme à droite.

L'*état général* est médiocre, le malade est très affaibli.

Rien au cœur et aux poumons.

Opération le 25 juillet 1903. INCISION LOMBAIRE EXPLORATRICE (le côté n'est pas indiqué). — Cette incision a été pratiquée parce qu'à l'examen cystoscopique on avait cru voir le sang jaillir de ce côté. L'incision du rein ne montre rien. Dans l'après-midi, une violente hémorragie oblige à pratiquer la néphrectomie et le malade succombe le jour même.

A l'autopsie, on constate un papillome très limité sur une papille de l'autre rein.

OBSERVATION V

Cancer du rein gauche. — Néphrectomie lombaire en novembre 1903. — Guérison complète sept ans et neuf mois après l'opération.

M..., quarante-cinq ans, entre, le 13 juin 1903, à l'hôpital Saint-Joseph, pour des hématuries.

ANTÉCÉDENTS PERSONNELS. — Marié, a un enfant qui est en bonne santé.

DÉBUT DE LA MALADIE. — En décembre 1901, le malade pisse du sang pour la première fois en même temps qu'il a des douleurs des deux côtés dans les reins. Six mois après nouvelle hématurie qui dure six jours et s'accompagne de douleurs dans la région lombaire. En 1902, le malade présente deux fois des hématuries qui durent plusieurs jours. Récemment, une hématurie qui se prolonge pendant trois semaines.

A plusieurs reprises, le malade a eu 38 à 39 degrés de fièvre.

Les *mictions* sont normales.

L'*urine* est assez louche (a été sondé chez lui) et présente un peu d'albumine. Au microscope, on constate quelques hématies et pas mal de leucocytes.

Le *rein* droit n'est pas accessible. Le gauche, au contraire, volumineux, est visible à l'inspection.

Il existe du *varicocèle* à gauche avec tendance à s'étendre à droite. Il serait de date récente.

L'état général est médiocre. Les jambes présentent de l'œdème.

20 juin 1903. — A la suite d'une séparation des urines, le malade a de la fièvre pendant deux ou trois jours. L'urine est trouble et, au microscope, on ne constate pas d'hématies, mais des leucocytes en assez grand nombre.

L'analyse des urines à cette époque donne les résultats suivants :

> *Urine du rein droit :*
>
> Urée . . . . 11,80 par litre
> Chlorures . . . 8,78 —
> Phosphates . . 2,30 —
>
> *Urine du rein gauche :*
>
> Urée. . . . . 11,25 par litre
> Chlorures . . . 3,51 —
> Phosphates . . 1,73 — (M. Mérieux).

7 juillet 1904. — Le malade a repris du poids, l'appétit est satisfaisant, l'urine est assez louche, mais renferme pas mal d'albumine. Les mictions sont faciles et la quantité en vingt-quatre heures est de 2 litres et demi Le rein gauche reste gros et le varicocèle paraît moins marqué.

Dans les mois qui suivent. l'urine continue à rester louche et à renfermer de l'albumine. Le malade a encore repris du poids, le varicocèle persiste à gauche ; le rein du même côté reste gros et douloureux, l'œdème des jambes n'a jamais disparu.

3o octobre. — On fait une nouvelle séparation des urines, ce qui se manifeste, chez le malade, par une réaction fébrile et la température est à 39 et 40 degrés pendant deux jours. Les urines sont abondantes et acides.

Les résultats de l'analyse d'urine à cette époque sont :

Pour le *rein droit* :

Chlorures . . . 7,89 par litre
Urée . . . . 14,55 —

Pour le *rein gauche* :

Chlorures . . . 3,10 par litre
Urée . . . . 8.25 —

Urine totale :

Chlorures . . . 6,55 par litre
Urée . . . . 13,78 —
Phosphates . . 1,51 — (M. Mérieux).

6 novembre 1903. — NÉPHRECTOMIE LOMBAIRE. — On fait d'abord l'ablation du rein, puis de l'enveloppe cellulo-graisseuse. Au niveau du hile existait un ganglion.

Le rein est énorme. Au pôle supérieur, la substance rénale est restée saine. Partout ailleurs s'est développée la tumeur sous forme de lobules à aspect jaune ou rouge. D'autre part, le pôle inférieur contient plusieurs petits kystes renfermant du liquide gélatineux. La capsule n'a pas été envahie par la dégénérescence.

D'après l'*examen histologique*, il s'agit d'une tumeur maligne.

Il est difficile de reconnaître les éléments normaux de la glande dont on retrouve à peine quelques traces : quelques rares glomérules, d'ailleurs très altérés, et quelques rares tubes excréteurs, tout le reste a subi la transformation néoplasique. De larges travées fibreuses limitent les gros îlots néoplasiques. Ceux-ci sont formés par la réunion de petits amas de grosses cellules larges et de forme rectangulaire, parfois granuleuses, très souvent claires, avec un noyau central. Les petits amas sont parfois arrondis et offrent l'aspect de tubes épithéliaux devenus pleins ; souvent il s'agit d'une véritable infiltration épithéliale ; les vaisseaux sont très abondants, à paroi très mince, représentée uniquement par l'endothélium. Il y a eu en de nombreux points des phénomènes de dégénérescence de la tumeur. Dans le stroma, on reconnaît, en bien des points, des fibres musculaires lisses. En somme, il s'agit d'une tumeur maligne du rein à cellules claires.   (M. Mérieux).

Les suites opératoires ont été excellentes.

5 décembre 1903. — La plaie est fermée, l'état général est bon, le malade a gagné 2 kilogrammes, L'urine est encore louche, renferme quelques filaments et contient de légères traces d'albumine. La quantité d'urine en vingt-quatre heures égale 2 litres 200 grammes.

Le varicocèle a disparu.

Au début de l'année 1904, l'urine est abondante mais encore un peu louche et renferme des traces d'albumine. Au microscope, il existe quelques leucocytes.

L'état général est excellent et, depuis l'opération, le poids a augmenté de 12 kilogrammes.

Il n'y a pas de varicocèle.

13 février 1908. — Le malade se porte à merveille. Toutefois, pour travailler, il éprouve, dans les mouvements de flexion, un peu de gêne du côté opéré.

La cicatrice est bonne ; il n'y a pas de récidive locale, ni de ganglion à l'aine, à l'aisselle ou au cou.

Pas de varicocèle.

L'urine est encore louche, mais il n'y a ni albumine, ni sucre.

Les mictions sont normales : une la nuit, cinq à six le jour.

26 janvier 1910. — La malade va très bien. Pas trace d

récidive locale ou ganglionnaire. L'urine est toujours un peu louche, mais ne renferme pas d'albumine.

10 août 1911. — Santé excellente. Toujours pas de récidive. L'urine, quoique encore un peu louche, ne contient ni albumine, ni sucre. Le culot, au microscope, montre quelques globules blancs et des bâtonnets.

Les mictions sont normales.

OBSERVATION VI[1]

Tumeur du rein gauche.— Néphrectomie lombaire gauche,
par M. Vincent, assisté de M. Rafin. — Guérison
constatée six ans et sept mois après l'opération.

R..., soixante-cinq ans, se présente pour hématuries, le 10 juin 1903.

ANTÉCÉDENTS HÉRÉDITAIRES. — Père mort à soixante et un ans et mère à cinquante-cinq ans. Plusieurs frères ou sœurs qui vont bien ; un frère mort de la poitrine.

DÉBUT DE LA MALADIE. — Il y a un an, le malade a présenté des urines chargées et colorées en rouge. Il y a trois jours, en allant à la selle, le malade urine un demi-verre de sang. Les jours suivants, l'urine est tantôt claire, tantôt colorée. Ni la marche, ni les voyages n'ont d'influence. L'urine est uniformément colorée au début comme à la fin de la miction.

Les mictions sont normales.

La *prostate* est légèrement augmentée de volume.

Le *rein gauche* est augmenté de volume et la palpation y est sensible. On ne sent pas le rein droit.

Il existe du *varicocèle* à gauche Le malade ignore la date de son apparition.

L'état général est bon

---

[1] Cette observation se rapporte à un malade opéré par M. Vincent, avec le concours de M. Rafin. Elle figure ici parce que M. Rafin avait été chargé de l'examen urinaire préopératoire, et qu'il a pu suivre le malade depuis l'opération.

2 janvier 1904. — Depuis sa dernière consultation, le malade a présenté plusieurs hématuries.

Par la séparation des urines avec l'appareil de Luys, on constate que l'urine s'écoule plus abondamment à droite qu'à gauche.

L'analyse de l'urine, faite par M. Mérieux, à ce moment, donne les résultats suivants :

Rein droit :

Chlorures	13,16 par litre
Phosphates.	0,32 —
Urée	14,07 —

Rein gauche :

Chlorures	8,30 par litre
Phosphates.	0,72 —
Urée	16,68 —

Urine totale :

Chlorures	11,85 par litre
Phosphates.	0,63 —
Urée	15,81 —

11 janvier 1904. — NÉPHRECTOMIE LOMBAIRE, par M. le Dr Vincent.

L'organe était dégénéré dans les deux tiers supérieurs. Il existait des proliférations néoplasiques dans le bassinet.

Ce rein a été présenté, par M. Vincent, à la Société de Chirurgie de Lyon, en janvier 1904.

2 avril 1904. — Le malade va très bien ; l'état général est excellent ; il a engraissé de plusieurs kilogrammes.

L'urine est limpide et ne contient pas d'albumine.

Mars 1906. — L'état général est excellent.

15 mars 1909. — Etat général parfait. Pas de récidive. Urine limpide. Albumine, un peu.

10 août 1911. — Etat général excellent. Pas de récidive. Albumine, 0.

Observation VII

Cancer du rein droit. — Néphrectomie lombaire. — Epithélioma kystique. — Guérison constatée sept ans et huit mois après l'opération.

E..., cinquante-quatre ans, gardien de batterie, entre à l'hôpital Saint-Joseph, le 21 décembre 1904, pour hématurie.

Antécédents généraux. — Père mort de fièvre typhoïde ; mère morte de scarlatine ; sept frères ou sœurs morts d'affections indéterminées.

Antécédents personnels. — Marié ; a sept enfants qui vont bien. A l'âge de trente-deux ans, il eut une sciatique droite qui dura deux mois. De temps en temps, il présente des névralgies faciales.

Pas de maladie vénérienne.

Début de la maladie. — Le début de l'affection remonte à un an. Elle se manifestait alors par des douleurs lombaires bilatérales, en même temps que le malade présentait des urines colorées en noir. Les mictions à ce moment étaient au nombre de 8 à 20 le jour comme la nuit et n'étaient pas douloureuses.

Depuis le début de l'affection, les hématuries qui sont terminales se renouvellent tous les trois ou quatre jours. Elles apparaissent sans causes et ne sont pas influencées par le mouvement. Dans l'intervalle des hématuries, les urines sont troubles.

Actuellement, les mêmes troubles persistent.

Mictions. — Le malade urine huit à dix fois la nuit comme le jour.

Urine. — Les urines contiennent du sang. Au microscope, après centrifugation, on voit de nombreux globules rouges, quelques globules blancs et un cylindre granuleux.

Il y a un gros disque d'albumine.

L'urine des deux verres est également sanglante.

L'examen cystoscopique est négatif. Les orifices des uretères sont très visibles ; la partie gauche de la paroi vésicale paraît un peu plus congestionnée.

Reins. — Malgré des examens répétés, les reins ne sont pas accessibles, le malade présentant un pannicule adipeux très développé.

Le testicule gauche est normal. A droite, au contraire, il existe une cicatrice due à une opération. A la partie supérieure on sent un kyste gros comme un œuf de pigeon ; on voit en outre trois grosses veines sur la face externe du scrotum qui pourraient faire penser à un varicocèle. Il n'y a pas de *varicocèle* profond, mais une légère sensation d'empâtement. Cependant il faudrait conclure à du varicocèle datant de l'opération faite il y a bientôt cinq ans.

L'état général est bon ; il n'y a pas d'amaigrissement ; l'appétit est conservé.

Rien à noter au cœur et aux poumons.

27 décembre. — On procède au cathétérisme des uretères. A gauche, on recueille de l'urine très limpide, sans albumine. A droite, l'urine est sanglante. De chaque côté, elle s'écoule par éjaculations.

En même temps les urines ont été examinées au point de vue bactériologique.

Après centrifugation, dépôt a été vu au microscope avec la coloration par la méthode de Ziehl-Kunh. Il n'a été vu ni bacilles de Koch, ni autres micro-organismes.

Les cultures aérobies et anaérobies sont restées stériles après quarante-huit heures d'étuve.

L'inoculation d'un cobaye pour la recherche du bacille de Koch a donné un résultat négatif.

7 janvier 1905. — NÉPHRECTOMIE LOMBAIRE DROITE. — Après incision lombo-iliaque, le rein est abordé facilement ; il est gros et entouré d'une matière molle et friable qui paraît être de la fibrine ancienne. On l'enlève après section du pédicule. Les bords musculaires sont suturés au chromique et la peau au fil métallique.

La néphrectomie a été sous-capsulaire.

Le rein pèse 880 grammes. Les trois quarts de l'organe sont sains intérieurement et extérieurement ; le pôle inférieur est transformé en une masse cancéreuse, très friable, se continuant en haut avec le tissu sain et en bas avec une poche, remplie de vieux caillots dont la fibrine est agglomérée en masses arrondies, se détachant facilement. La paroi de la poche est constituée par un tissu fibreux, dur, qui n'est autre chose que la capsule propre du rein.

Au point de vue *histologique*, la tumeur est constituée par un ensemble de canalicules glandulaires, anastomosés les uns avec les autres. Les parois sont réduites à de frêles lames conjonctives et tapissées par un épithélium de cellules allongées. Celles-ci sont disposées sur une ou deux couches. Il s'agit en somme d'un *épithélioma* glandulaire (Dr Faysse).

Le reste du rein est fortement scléreux ; une couche de tissu conjonctif, dense, limite la tumeur et la sépare du parenchyme rénal.

Peu de jours après l'opération, le malade eut un point de côté et présenta les différents signes d'un épanchement à la base gauche. L'épanchement persista pendant un mois environ et la résorption fut spontanée.

20 avril 1905. — Le malade vient se montrer. Sa santé est parfaite.

Les urines sont limpides, et ne présentent pas d'albumine.

19 mai 1905. — Le malade va bien. On constate dans la position debout encore quelques varicosités sur la peau du scrotum du côté droit ; mais elles sont moins marqués. Pas de varicosités des veines du cordon.

24 octobre 1907. — L'état général du malade est parfait. La cicatrice est bonne. Pas de ganglions inguinaux.

Les urines très belles ne contiennent ni sucre ni albumine.

9 août 1911. — L'état général est parfait. Mais depuis

l'opération le sujet se plaint de la colonne vertébrale lombaire, et on constate en effet une raideur assez marquée quoique non absolue. Il se déplace avec précaution comme un Pottique. Les réflexes rotuliens sont normaux. Il n'existe pas de douleurs dans les jambes.

Les urines limpides n'ont pas d'albumine.

Radiographie. — Aucune déviation latérale de la colonne vertébrale, aucun écrasement des corps vertébraux.

Observation VIII

Cancer du rein gauche. — Néphrectomie lombaire. — Récidive immédiate. — Phénomènes de paraplégie douloureuse. — Mort six mois après.

S..., cinquante-deux ans, cultivateur, entre à l'hôpital Saint Joseph le 31 décembre 1904 pour hématurie et douleurs rénales.

Antécédents généraux. — Père mort paralysé; mère morte de suites de couches; un frère mort d'affection inconnue.

Antécédents personnels. — Marié; a une fille se portant bien. Fièvre paludéenne à vingt et un ans et fluxion de poitrine à trente-deux ans. N'a jamais eu de maladies vénériennes.

Début de la maladie. — L'affection actuelle a débuté il y a cinq ans par des hématuries totales, fréquentes, survenant sans motif, non influencées par le mouvement. Les mictions étaient de six à sept par jour et quatre la nuit. Il n'y avait pas de douleurs rénales. L'urine n'a jamais été sale.

Les hématuries se sont arrêtées depuis vingt mois. Au mois de septembre 1904 apparaissent des douleurs rénales du côté gauche, très violentes, constantes, qui ont augmenté peu à peu d'intensité.

Depuis le mois de septembre, le malade a maigri de 4 kilogrammes. L'appétit a été conservé.

Mictions. — Les mictions sont au nombre de trois le jour comme la nuit et ne sont pas douloureuses.

Urine. — L'urine est limpide, acide et n'a pas d'odeur ; elle ne contient ni albumine ni sucre. Au microscope, il y a absence de sang et de pus.

Vessie. — La capacité vésicale est de 140 grammes.

L'*urètre* admet facilement une sonde Nélaton n° 17.

La *prostate* est un peu grosse.

Reins. — Le rein gauche est énorme, saillant sous la paroi, formant une tumeur qui remonte, en haut, jusqu'au rebord costal et descend jusqu'au niveau d'une ligne horizontale passant par l'ombilic. Le rein droit n'est pas perceptible.

Le *testicule* gauche présente un *varicocèle* moyen datant de trois ans.

L'état général est assez bon.

Rien au cœur et aux poumons.

Un cathétérisme des uretères est fait le 3 janvier 1905. A droite, du côté sain, on recueille de l'urine ambrée, très limpide, ne contenant pas d'albumine. A gauche, du côté malade, on ne recueille pas d'urine ; on fait passer dans l'uretère du sublimé à 1/10.000 ; immédiatement après, il s'écoule du sang presque pur et l'on fait une injection au nitrate d'argent à 5/100 dans l'uretère et dans la vessie.

7 janvier. — Néphrectomie lombaire gauche. — On fait une incision lombaire se prolongeant un peu en avant parallèlement à la crête iliaque. La tumeur qui apparaît est recouverte d'énormes plexus veineux, dont la section entraîne une hémorragie qui gêne l'extraction. Celle-ci se produit néanmoins. Au début, la cavité péritonéale est ouverte sur une faible étendue ; la brèche est fermée par un surjet au catgut ; il n'y a pas d'adhérence avec la masse intestinale.

Peu à peu, la tumeur se dégage ; on pince le pédicule et

on le sectionne : immédiatement, grosse hémorragie arté-
rielle qui nécessite la mise en place, sur la masse pédiculaire, de plusieurs pinces qu'on laissera à demeure. Le
pédicule a été sectionné au ras du rein et les pinces sont
vraisemblablement sur du tissu néoplasique qui doit des-
cendre assez bas entre les organes du pédicule.

La néphrectomie a été sous-capsulaire, ce qui a été plus
aisé, étant donné qu'il y avait de fortes adhérences.

La brèche est rétrécie par quelques points au chromique
sur la masse musculaire et des points métalliques sur la peau.

Le rein est énorme et pèse 992 grammes; il est transformé en une grosse masse bosselée, moyennement dure,
composée de tissu cancéreux sur toute l'étendue, avec con-
servation sur quelques points isolés, en particulier au
niveau du pôle supérieur, de petites zones de parenchyme
rénal.

Au microscope, la préparation est formée de larges
nappes de cellules du type épithélial, limitées çà et là et
groupées en alvéoles par des travées conjonctives. Celles-ci
sont peu nombreuses et peu épaisses. Les cellules épithéliales sont larges, formées d'un protoplasma clair. En
somme, il s'agit d'une *tumeur maligne* du rein (D\u1d63 Faysse).

Les suites opératoires ont été troublées par des signes de
bronchopneumonie qui s'amendèrent dans l'espace de deux
ou trois jours.

28 janvier. — Le malade se plaint de douleur le long du
sciatique droit; depuis quelques jours, il souffre à la face
antérieure de la cuisse, le long du crural.

6 mars. — Le membre inférieur gauche présente une
abolition totale du réflexe rotulien; le malade ne peut déta-
cher le talon du plan du lit. A droite, les phénomènes douloureux persistent, mais bien diminués.

Le varicocèle semble moins marqué.

8 mars. — Le malade quitte l'hôpital. La plaie n'est
pas encore cicatrisée; il persiste une dépression assez profonde.

15 avril. — D'après des nouvelles, le malade souffre beaucoup.

Il meurt six mois après l'opération avec des phénomènes de paraplégie douloureuse.

OBSERVATION IX

Tumeur du rein gauche. — Néphrectomie en décembre 1905.
Mort de généralisation en août 1907.

C..., âgé de cinquante-six ans, teinturier, entre à l'hôpital Saint-Joseph, le 15 décembre 1905, pour des douleurs lombaires.

ANTÉCÉDENTS HÉRÉDITAIRES. — Rien d'intéressant.

ANTÉCÉDENTS PERSONNELS. — Marié. A deux enfants qui se portent bien, n'a jamais été malade, en dehors de l'affection actuelle. Pas de maladie vénérienne.

DÉBUT DE LA MALADIE. — Le malade fait remonter le début de sa maladie à deux ans et demi, époque à laquelle il aurait éprouvé une brusque et violente douleur abdominale à la suite d'un effort.

Depuis, le malade a traversé quatre périodes de deux à trois mois pendant lesquelles il eut des hématuries. Celles-ci étaient totales.

Des douleurs étaient souvent ressenties dans l'urètre avant et après la miction.

Depuis le 28 novembre, urine du sang.

Mictions. — Les mictions sont de huit fois le jour et trois fois la nuit, et ne s'accompagnent pas de douleur.

L'urètre est parfaitement perméable.

Vessie. — La capacité vésicale égale 100 grammes.

Par la *cystoscopie*, on constate à l'orifice urétéral droit une éjaculation limpide, tandis qu'à gauche, on voit nettement une éjaculation sanglante.

Reins. — Les reins sont inaccessibles. Cependant à gauche la main lombaire éprouve une sensation de vague ballottement. Sur la fin de l'expiration, on sent le pôle inférieur.

Il existe un très léger *varicocèle* à gauche; mais le malade ne s'est pas rendu compte de son début. Il semble que ce testicule est peut-être moins dur que l'autre, ce qui confirme la valeur de ce symptôme.

L'état général est bon.

Les urines sanglantes n'ont pas de sucre, mais présentent un gros disque d'albumine.

L'analyse chimique donne les résultat suivants :

Urine totale :

Urée . . . . . . 16 gr. 75 par litre
Phosphates . . . . 3 gr. 5 —
Chlorures . . . . . 2 gr. 4 —

Urine droite :

Urée . . . . . . 14 gr. 60 par litre
Phosphates . . . . 4 gr. —
Chlorures . . . . . 2 gr. 6 —

Urine gauche :

Urée . . . . . . 10 gr. 80 par litre

Examen cytologique de la troisième prise du rein droit : Pas de globules blancs. Pas de globules rouges.

Quelques cellules endothéliales.

Quelques cellules en raquette (Dr Faysse).

25 décembre. NÉPHRECTOMIE LOMBAIRE GAUCHE. — On fait une incision lombo-iliaque, on ouvre le facia et le rein apparaît lobulé et notablement augmenté de volume. L'uretère est pincé et sectionné, et on voit alors une matière encéphaloïde faire issue du bassinet par l'orifice de section. Le pédicule est lié, et un coup de ciseaux libère le rein, mais son pôle supérieur demeure encore adhérent au tissu cellulaire. L'arrachement produit à ce niveau une hémorragie assez abondante qui nécessite, après un tamponnement prolongé, la mise d'une pince à demeure. Le plan musculaire est suturé par du catgut et la peau par du fil métallique.

Quelques ganglions ont été sentis du côté de l'aorte.

Le poids du rein est de 350 grammes. Il est lobulé. Le pôle supérieur est recouvert de tissu cellulo-adipeux fortement adhérent au tissu rénal. Les deux tiers supérieurs de l'organe ne sont plus représentés que par une mince lame de parenchyme circonscrivant une tumeur encéphaloïde. Le bassinet est fortement distendu par les masses cancéreuses.

Au microscope, l'aspect habituel du rein est complètemnt modifié, glomérules et tubes contournés ayant disparu. On voit seulement de larges cellules qui affectent nettement le type épithélial. Ces cellules se disposent en amas peu épais, mais volumineux, séparés les uns des autres par des travées conjonctives très minces. Les cellules épithéliales sont volumineuses, de forme un peu allongée. Leur protoplasma est clair, le noyau est bien apparent. En somme, il s'agit d'un *cancer* du rein assez typique (Dr Faysse).

Les suites opératoires immédiates furent très simples.

27 juillet 1906. — Le malade vient se montrer. La plaie est complètement cicatrisée, il n'y a pas d'éventration, ni de récidive locale. On ne constate pas de varicocèle.

Les urines sont limpides.

31 août 1907. — Le malade meurt de généralisation surtout du côté de l'estomac.

La nécropsie n'a pas été faite.

OBSERVATION X

Cancer et calcul du rein gauche. — Néphrectomie lombaire le 19 juillet 1906. — Guérison constatée quatre ans et quatre mois après.

G..., soixante-sept ans, examiné pour la première fois en mai 1902.

ANTÉCÉDENTS SPÉCIAUX. — En 1896, a été pris brusquement d'une douleur très vive du côté droit, colique néphrétique de courte durée, très intense, qui a nécessité une piqûre de morphine. Un an après, nouvelle crise siégeant peut-être à gauche et s'accompagnant de rétention d'urine. Depuis, il a souffert de crises revenant tous les ans, surtout à droite, quelquefois à gauche. En 1899, il subit une électrolyse urétrale. En janvier 1902, douleurs vésicales, mictions fréquentes et douloureuses. Les urines sont troubles depuis 1894.

ETAT ACTUEL. — *Mictions* : quatre à cinq la nuit, toutes les heures le jour. Douleurs très vives en urinant. L'état du malade s'est progressivement aggravé. Actuellement, les douleurs sont extrêmement vives, le malade est confiné au lit. Appelé auprès de lui à la campagne, M. Rafin reconnaît un calcul vésical, et, séance tenante, pratique la taille hypogastrique. Un calcul de la grosseur d'une noix, mou, friable, a été enlevé. La fistule se ferme en sept semaines.

27 août 1902. — L'état général s'est amélioré.

Mictions. — Toutes les deux heures la nuit, toutes les trois le jour. *Urine trouble*, réaction neutre.

Reins. — Non accessibles à la palpation.

12 novembre. — Urine toujours purulente. Pas de résidu vésical. Cystoscopie négative.

Rein droit, non accessible.

Rein gauche, a le volume d'un poing, un peu sensible à la pression.

Etat général assez bon.

12 mars 1903. — La malade revient en apportant un calcul sorti avec la sonde. Il a des douleurs lombaires du côté gauche. L'urine est louche, de réaction alcaline.

A l'épreuve des deux verres : dans le premier verre, elle est louche; dans le deuxième, une grosse glaire.

Mictions. — Toutes les deux heures le jour, deux mictions la nuit.

Rein droit, non perceptible.

Rein gauche, un peu moins gros qu'auparavant, mais il est dur et bosselé.

Etat général bon; le malade a engraissé de 10 kilogrammes.

4 juillet 1905. — Le malade revient pour un varicocèle gauche qui éveille, par son apparition récente, l'idée d'un néoplasme rénal.

Rein gauche, gros et bosselé; *rein droit*, normal.

L'état général est bon, il se lève deux fois la nuit pour uriner, urine toutes les quatre heures le jour. La marche et la voiture n'influencent en aucune façon les mictions. Pas de douleurs lombaires.

13 juin 1906. — Hématuries fréquentes, d'abord tous les quinze jours, puis de plus en plus souvent, qui sont accompagnées de douleurs vésicales.

Rein gauche, un peu douloureux, dur, bosselé, augmenté de volume.

Varicocèle. — Même état qu'auparavant.

Mictions. — Toutes les heures la nuit, toutes les demi-heures le jour.

Cystoscopie négative, pas d'incrustations, pas de calculs. La radiographie, pratiquée par M. Arselin, est positive à gauche.

16 juillet. — Séparation des urines avec l'appareil de Luys. A droite, l'urine sort par éjaculations; pas de leucocytes, quelques hématies. A gauche, on n'obtient rien.

19 juillet 1906. — Opération. — On fait d'abord une néphrotomie exploratrice. Issue de quelques cuillerées de pus épais. Dans le bassinet, on trouve un calcul siégeant à la hauteur de la XIe côte. L'incision du rein montre qu'il est cancéreux. On pratique la néphrectomie en enlevant la capsule propre et l'atmosphère adipeuse et scléreuse. L'ablation de l'atmosphère est incomplète au niveau du pôle supérieure où elle est très adhérente au voisinage.

Examen de la pièce. — La dégénérescence occupe tout le rein, sauf la partie supérieure. Au milieu du bassinet, un bourgeon de la tumeur se prolonge presque dans la lumière de l'uretère, mais sans l'envahir.

L'examen de la tumeur, par M. Mérieux, démontre qu'il s'agit nettement d'un *épithélioma* à grandes cellules claires. Il y a sur la coupe de grands espaces au niveau desquels s'observe uniquement ces cellules claires, groupées par petits alvéoles. Les alvéoles sont séparés par de minces travées conjonctives. En d'autres points, on rencontre seulement des cordons épithéliaux dont les cellules n'ont ni les dimensions, ni l'aspect des cellules claires précédentes. A ce niveau, on aperçoit quelques glomérules plus ou moins fibrosés et la lumière de quelques tubes au sein d'un tissu conjonctif fibreux.

Poids du calcul : 2 gr. 5o.

Analyse chimique. — Phospate de chaux prédominant et oxalate.

4 août. — Plaie en voie de cicatrisation. Le varicocèle a presque complètement disparu.

23 octobre. — Plaie cicatrisée. Etat général parfait. Le varicocèle a disparu. Urine un peu louche, contenant beaucoup d'albumine. Quatre à cinq mictions la nuit.

14 novembre 1910. — L'état général est excellent, il ne souffre plus, et, en somme se trouve, depuis l'opération, mieux qu'il n'a jamais été (celle-ci date de quatre ans et quatre mois). Urine assez trouble, pus abondant, pas d'hématie. Albumine : 1 gramme par litre.

Urètre. — Une boule n° 20 passe, légers frottements. Capacité vésicale : plus de 3oo grammes. Résidu, néant. Rein droit, non perçu. Aucun signe de récidive locale ni générale. Le malade a eu une hémorragie rétinienne diagnostiquée par le Dr Masson, de Lyon.

OBSERVATION XI

*Cancer du rein droit. — Néphrectomie lombaire en avril
1908. — Déchirures du péritoine. — Phénomènes de
péritonite. — Mort trois jours après l'opération.*

B..., quarante-deux ans, instituteur à Bois-Sainte-Marie

(Saône-et-Loire), entre à l'hôpital Saint-Joseph le 3o mars 1908 pour des hématuries.

Antécedents généraux. — Rien à signaler.

Antécédents spéciaux. — Pas de blennorragie, pas de coliques néphrétiques.

Affection actuelle. — Le malade fait remonter le début de l'affection au 1ᵉʳ février 1906. Sans cause apparente, sauf peut-être une partie de chasse, il s'aperçut qu'il urinait du sang. Cette hématurie dura dix jours ; d'intensité faible au début, elle augmenta peu à peu, sans toutefois être très abondante ; se produisant jour et nuit et à tous les temps de la miction. Elle céda au repos absolu et à la diète lactée. La seconde hématurie apparut au mois de mai 1906 et dura deux à trois jours. Depuis, le malade a eu plusieurs hématuries. La dernière date du 28 mars 1908. A midi, sans cause, elle reparaît et devient très abondante d'emblée, avec des caillots qui produisent de la rétention et obligent d'envoyer le malade à l'hôpital.

A la suite des fatigues, le malade éprouve des douleurs rénales tantôt à droite. tantôt à gauche.

Mictions. — Six le jour, la nuit une.

Urines. — Légèrement trouble, peu hématique, avec quelques globules blancs.

Analyse chimique, par le Dʳ Faysse :

Urine totale		Urine gauche	
Urée par litre.	. 11 gr. 89	Par litre.	12 gr. 43
Phosphates .	. 1 gr. 23	—	1 gr. 15
Chlorures. .	. 4 gr. 5o	—	4 gr. 5o

Urètre perméable à une sonde Nélaton n° 18.

Capacité vésicale : 18o grammes.

Reins. — Le rein droit, assez volumineux, légèrement mobile, non douloureux, développé transversalement jusqu'à la ligne médiane et, verticalement, jusqu'à un travers de doigt de la crête iliaque.

Le rein gauche n'est pas perçu.

A droite, varicocèle volumineux, apparu depuis un an.

Etat général. — Amaigrissement assez marqué depuis le mois de janvier.

A l'entrée, le malade souffrant énormément, on doit pratiquer d'urgence l'évacuation des caillots qui sont en grande quantité dans la vessie.

2 avril 1908: — Néphrectomie lombaire droite extra-capsulaire. — Après l'incision habituelle, la décortication du rein est pénible : en effet, l'organe étant très adhérent au péritoine, ce dernier apparaît immédiatement à la plaie avant l'organe, surtout en avant où on le récline. La section de l'atmosphère qui est très vasculaire produit une hémorragie importante qui s'arrête presque complètement, une fois l'organe enlevé. Mais pour y arriver, on déchire le péritoine en deux points et on le suture séance tenante au catgut. On pince le pédicule et on le sectionne, après ligature. La cavité est drainée et tamponnée par des mèches de gaze.

Le rein enlevé pèse 700 grammes. Il présente une coloration roussâtre ; mais ce qui frappe surtout, c'est la présence de grosses bosselures, dont la principale occupe le milieu de la face postérieure.

A la coupe, la substance corticale paraît macroscopiquement peu modifiée, mais toute la substance médullaire est transformée en tissu néoplasique dont les travées de couleur verdâtre la parcourent dans tous les sens.

Au microscope, la tumeur est constituée par des canalicules glandulaires anastomosés les uns avec les autres et formant ainsi des cavités plus ou moins grandes, plus ou moins irrégulières. Leurs parois, très frêles, sont formées de fibres conjonctives et tapissées de cellules allongées. En certains points, il y a un véritable bourgeonnement de la paroi qui forme un bouquet divergent. C'est là l'aspect d'un *épithélioma glandulaire* (Dr Faysse).

5 avril. — Le malade a uriné jusqu'à hier midi. Mais depuis ce matin, apparaissent des hoquets, du sub-ictère, le

pouls faiblit, et le malade a des sueurs froides et le facies grippé. La température est tombée au dessous de 36 degrés.

A 3 heures, le hoquet est considérable, on fait un lavage d'estomac qui l'arrête et amène une grande quantité de matières alimentaires. Bonne expansion abdominale.

Le malade meurt à 8 heures du soir.

AUTOPSIE. — Il y a un météorisme considérable des anses intestinales. Il n'y a pas de fausses membranes, ni de véritables adhérences ; cependant deux anses grêles sont légèrement adhérentes et la séreuse est dépolie à ce niveau.

Dans le fond de la cavité abdominale, on note une petite quantité de liquide sanguinolent.

On ne trouve pas de ganglions, ni contre l'aorte, ni dans le mésentère, ni le long des vaisseaux spermatiques.

Le rein gauche est normal ainsi que le foie.

La mort est due vraisemblablement à de la péritonite avec septicémie.

Il y avait une petite déchirure péritonéale et la main s'est égarée dans le ventre. L'infection vient-elle de la main, ou bien le cancer lui-même était-il infecté du fait de la rétention et des cathétérismes ?

OBSERVATION XII

Cancer du rein droit. — Néphrectomie lombaire le 3 avril 1907. — Blessure de la veine cave. — Mort le même jour.

C..., cinquante-trois ans, menuisier, entre à l'hôpital Saint-Joseph, le 18 mars 1907, pour des douleurs lombaires.

ANTÉCÉDENTS GÉNÉRAUX. — Les parents sont morts d'affection indéterminée.

ANTÉCÉDENTS PERSONNELS. — Marié. Femme bien portante ; trois enfants qui sont en bonne santé.

Pas de maladie antérieure.

DÉBUT DE LA MALADIE. — L'affection actuelle remonterait à trois mois. A ce moment, en effet, le malade aurait éprouvé du côté droit, une sensation douloureuse, plutôt qu'une douleur profondément située. Mais le sujet pouvait encore vaquer à ses occupations. Il y a trois semaines, ont apparu des signes d'obstruction intestinale : constipation, douleur, ballonnement du ventre. Le médecin, consulté à ce moment, constata une tumeur à l'hypocondre droit.

Actuellement, le malade ne se plaint que de douleurs au niveau des reins, variables suivant les moments et suivant les positions du sujet.

Mictions. — Les mictions sont au nombre de deux ou trois la nuit et trois ou quatre le jour.

Urines. — Les urines sont troubles, non fétides, teintées légèrement en rose. Elles ont une réaction alcaline. Il y a un léger disque d'albumine, mais pas de sucre.

Sans faire de centrifugation, le microscope montre de nombreux globules blancs et quelques globules rouges.

Il y a quinze jours, le malade urina le sang pour la première fois. La miction fut difficile et s'accompagna de l'expulsion d'un caillot long de 15 à 20 centimètres.

Le lendemain de son entrée, il eut une seconde hématurie.

Reins. — Le rein gauche est inaccessible, mais à la place du rein droit, on sent une masse dure, lobulée, s'arrêtant à 6 ou 7 centimètres de la ligne médiane et descendant au-dessous de l'ombilic. Elle donne facilement le ballottement rénal et cette manœuvre n'est pas douloureuse.

Le *testicule* droit est un peu plus gros que le gauche. Il n'y a pas de *varicocèle*.

L'*état général* est médiocre. Le malade a maigri de 20 kilogrammes dans l'espace de trois mois. Il a du dégoût pour la viande.

Rien au cœur et aux poumons.

Une radiographie du rein droit indique l'absence de calcul.

Un examen cytologique et bactériologique des urines recueillies par miction indique les résultats qui suivent :

Le culot est constitué par de très nombreux globules

blancs, quelques rares globules rouges et des cylindres granuleux.

L'examen direct ne révèle aucun microorganisme. Quant aux cultures, elles montrent trois petites colonies de staphylocoques. Le 28 mars, on procède au cathétérisme urétéral.

On garnit la vessie de 180 grammes d'eau stérilisée. On fait d'abord le cathétérisme de l'uretère gauche ; les orifices sont normaux, et il s'écoule presque aussitôt, par petites éjaculations, de l'urine jaune, ambrée, d'une parfaite impidité.

Sans ressortir la sonde, on fait le cathétérisme de l'uretère droit. L'orifice est normal. De même que du côté gauche, l'urine s'écoule par petites éjaculations, et cette urine est claire, pâle, bien moins jaune que l'urine du côté opposé.

Voici l'examen cytologique, la culture et l'analyse chimique des urines du rein droit et du rein gauche (Dr Faysse).

1° *Examen cytologique :*

    Rein droit :

      1re prise. Quelques globules blancs.

        — Nombreuses cellules rondes.

        — Pas de globules rouges.

      2° prise. Globules blancs plus nombreux.

        — Quelques rares cellules rondes.

        — Pas de globules rouges.

    Rein gauche :

      1re prise. Nombreuses cellules rondes.

        — Deux ou trois globules blancs.

      2e prise. Deux ou trois globules blancs.

        — Cristaux d'urate de soude.

2° *Cultures :*

    Rein droit est stérile.

    Rein gauche de même.

3° *Analyse chimique :*

Rein droit :

Urée.	4,5o par litre
Phosphates	1,20 —
Chlorures	2 —

Rein gauche :

Urée.	13,24 par litre
Phosphates	3,4o —
Chlorures.	4 —

3 avril 1907. — *Intervention.*

On fait l'*incision lombaire* classique et on arrive facilement sur le rein. Pendant l'opération, on ouvre la plèvre et on doit faire, avec des aiguilles fines, un surjet au catgut. Après quoi on attire le rein au dehors et on sectionne le pédicule. Il se produit une hémorragie assez abondante, de la veine cave probablement, et l'on place des pinces qui resteront à demeure pendant vingt-quatre heures. Ensuite, on enlève sur les bords des vaisseaux iliaques une masse ganglionnaire du volume d'un œuf de poule.

Le rein enlevé pèse 675 grammes.

Le pôle inférieur est plus gros que le pôle opposé et, à ce niveau, il existe extérieurement des bosselures plus ou moins marquées et quelques adhérences.

A la coupe, la tumeur est très dure. Elle s'est développée sous forme de deux masses arrondies occupant chacune un pôle du rein. Il existe encore une bande de tissu rénal entre les deux lobes de la tumeur.

La tumeur, au microscope, est constituée par de larges nappes de cellules du type épithélial. Le tissu rénal est méconnaissable : on ne distingue plus ni glomérules, ni canalicules. Les cellules épithéliales larges, assez volumineuses, se disposent en groupes, limitées par des travées de tissu conjonctif peu épais. Enfin, à la périphérie, on trouve un épaississement de tissu conjonctif; cette hyperplasie conjonctive correspond probablement à la capsule du rein et de-ci de-là, est parsemée de cellules épithéliales.

En somme, il s'agit d'un *carcinome du rein* (Dr Faysse).

Le soir de l'opération, à 5 heures, le malade va bien, il fume même une cigarette. Puis il dort, se refroidit, s'affaiblit et meurt à 8 heures du soir. Il n'y a pas eu d'hémorragie interne.

AUTOPSIE. — C'est bien la veine cave qui a été ouverte latéralement et sur laquelle on avait mis une pince à demeure. Il n'y a pas eu d'hémorragie post-opératoire.

Il y avait un caillot dans la vessie. On voit de gros ganglions sur la face externe des vaisseaux, fait en opposition avec l'absence de varicocèle.

Le rein gauche était sain.

Il n'y avait rien au foie et aux poumons.

OBSERVATION XIII

Cancer du rein avec calcul. — Néphrectomie lombaire gauche le 29 août 1907. — Guérison constatée trois ans et quatre mois après.

L..., cinquante-cinq ans, cultivateur, entre à l'hôpital Saint-Joseph, le 27 août 1907, pour des douleurs dans l'hypocondre gauche.

ANTÉCÉDENTS HÉRÉDITAIRES. — Rien à noter.

ANTÉCÉDENTS PERSONNELS. — Marié, a une fille qui est probablement bacillaire. Habituellement jouit d'une excellente santé. Il aurait uriné du sang il y a trois ans.

DÉBUT DE LA MALADIE. — Le début de l'affection actuelle remonte au 4 septembre 1906. Au retour de la chasse, le malade éprouve une vive douleur dans la région du rein gauche et, en même temps, urine du sang. La douleur, qui a duré quelques heures, avec irradiation vers la vessie, s'est accompagnée de l'expulsion de plusieurs caillots. Depuis lors, les mêmes phénomènes se sont reproduits plusieurs fois. La fatigue et la marche réveillent la douleur.

Mictions. — Les mictions sont à peu près normales.

Urine. — L'urine est louche et renferme de petits débris. L'albumine est en quantité importante. Il n'y a pas de sucre. Les leucocytes et les hématies sont en petit nombre.

Vessie. — La capacité vésicale est normale.

La *prostate* est peu hypertrophiée.

Reins. — Le rein droit n'est pas senti. Quant au rein gauche, il est volumineux.

Il existe du varicocèle à gauche. L'état général est excellent.

Le *cathétérisme urétéral* à droite fait saigner un peu, mais l'urine est ambrée et s'écoule par éjaculations. Au microscope cette urine renferme des hématies, mais pas de globules blancs. L'orifice urétéral gauche est normal.

Les résultats de l'analyse des urines sont les suivants :

Urines du rein droit :

Urée.	12,47 par litre
Chlorures.	2,24 —
Phosphates.	1,75 —

Urines totales :

Urée.	13,80 par litre
Chlorures	8,19 —
Phosphates.	3,65 (Dr Faysse)

29 août 1907. — Néphrectomie lombaire gauche extra-capsulaire. — On fait une longue incision oblique. L'atmosphère cellulaire énorme, lobulée, est un peu indurée. Lé rein est enlevé, après ligature du pédicule. Il se produit une hémorragie veineuse abondante qui nécessite un fort tamponnement.

Le rein enlevé a des dimensions normales, mais sur son bord circonférentiel, à sa partie moyenne et inférieure, se trouve une volumineuse saillie qui se prolonge intérieurement.

Le néoplasme adhère à la capsule propre du rein, qui est envahie en bien des points ; mais l'ablation est bien complète, puisque l'atmosphère cellulaire a été enlevée.

Au pôle supérieur existe une loge, dans laquelle se trouvent plusieurs graviers jaunes. C'est aux dépens d'un calice qu'est formée cette loge.

Histologiquement, les éléments constitutifs du rein ont complètement disparu. La tumeur est limitée par une capsule fibro-conjonctive très épaisse. Son aspect est caractéristique : ce sont des cellules volumineuses à protoplasma hyalin, transparent ; le noyau est gros, vivement coloré par l'hématéine. Ces cellules sont contenues dans les mailles d'un stroma fibro-conjonctif peu épais. Il existe de très nombreux vaisseaux, quelques-uns très volumineux ; c'est donc un *épithélioma* typique à cellules claires (Dr Faysse).

Les suites opératoires furent bonnes, quoique le malade présenta de la température pendant une quinzaine de jours.

Il quitte le service au bout de trois semaines avec un état général satisfaisant.

Le malade vient se présenter le 12 novembre 1907. Il va bien, l'appétit est excellent, quoique le teint soit plutôt jaune. La plaie est encore ouverte, mais non profonde.

Les urines sont limpides et ne contiennent ni sucre ni albumine.

Le varicocèle a disparu.

13 novembre 1909. — On revoit le malade, qui se porte bien, quoique le teint soit encore jaune. La plaie est complètement fermée.

Ni albumine, ni sucre dans les urines qui sont limpides.

Pas de varicocèle, ni de ganglions axillaires cruraux ou cervicaux.

En somme, pas de récidive.

25 novembre 1910. — La santé du sujet ne laisse rien à désirer. Il y a une légère éventration.

Les urines sont normales.

Il n'y a toujours pas de ganglions.

18 mars 1911, — Revu. Va très bien. Urine limpide. Ni albumine, ni sang. Pas de récidive.

Observation XIV

Cancer du rein droit. — Néphrectomie lombaire en décembre 1907. — Récidive locale, constatée en juillet 1910.

M... François, soixante et un ans, instituteur en retraite, entre à l'hôpital Saint-Joseph, le 3 décembre 1907, pour hématuries.

Antécédents généraux. — Un enfant mort à treize ans ; un autre à vingt ans, de tuberculose pulmonaire. Angines fréquentes ; pas d'affection pulmonaire. Légère appendicite il y a cinq ans.

Antécédents spéciaux. — Pas de coliques néphrétiques, ni de graviers dans les urines. Lumbagos fréquents depuis vingt ans.

Il y a deux mois chute brusque sur les fesses, sans aucun signe du côté des reins.

Début de la maladie. — Il y a vingt-cinq jours, au retour de la chasse, le malade urina un peu de sang pendant deux ou trois jours. Malgré le repos au lit, il existe de temps en temps des hématuries légères.

Etat actuel. — *Mictions.* — La nuit, 3 à 4 fois depuis la maladie; avant, 2 fois seulement. Le jour toutes les deux heures. La marche influe depuis fort longtemps. Elles ne s'accompagnent pas de douleur,

Urine. — Limpide, contient peu d'albumine. Dans le culot il existe quelques globules rouges et des sous-cellules rondes à gros noyaux.

Analyse d'urine (D* Faysse) :

	Urine totale	Urine gauche
Urée . .	12 gr. 80 par litre	26 gr. 16 par litre
Chlorures.	4 gr. 56 —	8 gr. 48 —
Phosphates	0 gr. 92 —	2 gr. 01 —
Sucre . .	néant —	

Vessie. — Capacité : 220 grammes.

Prostate. — Peu hypertrophiée. Le toucher de la vessie se fait aisément et ne révèle aucune induration.

Reins et uretères. — Le rein gauche est inaccessible. Le rein droit est représenté par une masse bosselée, arrondie, qui s'abaisse dans l'inspiration et qu'on immobilise avec les doigts.

Pas de varicocèle ; peut-être un peu d'épaississement du cordon.

Etat général. — Un peu d'amaigrissement. A perdu 6 kilogrammes depuis le mois de mai dernier.

6 décembre 1907. — NÉPHRECTOMIE LOMBAIRE DROITE. — Incision lombo-iliaque. Pas d'incident, sauf que la masse du pôle inférieur du rein a dû se déchirer un peu et que le contenu s'est répandu sur la plaie. Une ligature est placée sur l'uretère ainsi que sur le pédicule. L'uretère a été sectionné à 2 ou 3 centimètres du bassinet. On enlève une partie de l'atmosphère cellulo-graisseuse.

Sain, en apparence, à son pôle supérieur, le rein présente à l'extrémité opposée une masse molle du volume d'un poing d'enfant et remplie d'une matière semi-liquide. Le rein paraît avoir conservé en partie son tissu, mais à la coupe, on voit qu'il est réduit à 2 centimètres d'épaisseur, et qu'il a été comme refoulé par la masse.

EXAMEN HISTOLOGIQUE (Dr Faysse).

1° *Coupe portant sur la tumeur.* — La tumeur est constituée par un ensemble de canalicules glandulaires très nombreux, anostomosés les uns avec les autres. Les parois sont réduites à un axe conjonctif mince, mais l'aspect des cavités glandulaires varie : tantôt on distingue une ou deux rangées de cellules allongées, tantôt la coupe est bourrée de cellules ; tantôt, enfin, on voit dans les cavités, des débris cellulaires et des globules sanguins. Mais ce qui est à noter, c'est la quantité considérable de sang remplissant les cavités. Par contre, on ne trouve pas de cellules surchargées de graisse. En somme, c'est un *épithélioma glandulaire.*

2° *Coupe portant sur une portion du rein contiguë à la tumeur.* — Les glomérules et les tubuli sont conservés et bien apparents. Mais, il y a un épaississement marqué de la capsule, et le tissu intertubulaire est également épaissi. En certains points, on trouve une hyperplasie cellulaire intense, à côté de tubuli dilatés. Ce sont, en somme, des lésions de néphrite chronique. Il ne semble pas que cette portion du rein soit envahie par le néoplasme.

Les suites opératoires furent bonnes. Il y eut à peine de la température. La réunion de la plaie se fit par première intention.

14 janvier 1908. — Le sujet va bien. L'urine est limpide et ne présente pas d'albumine.

20 juillet 1908. — Etat général parfait. Le malade a engraissé de 14 kilogrammes. La cicatrice est solide, il n'y a ni récidive locale, ni ganglionnaire.

Le malade urine 1 fois la nuit et 2 à 3 fois le jour. La quantité d'urine en vingt-quatre heures est de 1 litre et demi. Les urines sont limpides et ne présentent ni sucre, ni albumine.

31 mars 1910. — Le Dr Garcin, de Morestel, envoie de bonnes nouvelles du malade.

12 juillet 1910. — Depuis deux mois, le malade perd l'appétit, maigrit et a du dégoût pour la viande.

L'urine présente des traces d'albumine. Dans le culot il n'y a pas de globules rouges.

On sent un peu d'induration en avant de la région rénale descendant jusqu'à la fosse iliaque. Pas de douleur en ce point, ni dans la cuisse.

Pas de ganglions axillaires ou inguinaux.

Pas de varicocèle.

A la fin de 1910, le Dr Garcin écrit : « A la place du rein enlevé, on sent une énorme tumeur qui s'étend de la face inférieure du foie à l'excavation du bassin, appuyant sur le sciatique et amenant une douleur persistante et assez vive. Le teint est devenu jaune, l'appétit capricieux, le dégoût de la viande absolu. Toutefois, l'amaigrissement n'est pas extrêmement sensible.

OBSERVATION XV

Cancer du rein gauche. — Néphrectomie transpéritonéale le 15 février 1909. — Mort cinq heures après l'opération.

Mme M..., vingt-neuf ans, à Tarare, entre à l'hôpital Saint-Joseph, le 29 janvier, pour des hématuries.

ANTÉCÉDENTS GÉNÉRAUX. — A eu deux enfants qui vont bien. Les accouchements ont été normaux. A chaque accouchement, il y eut une rétention d'urine pendant trois jours.

ANTÉCÉDENTS SPÉCIAUX. — Pas de coliques néphrétiques, ni de graviers dans les urines.

DÉBUT DE LA MALADIE. — Il y a six ans, un mois après le dernier accouchement, la malade commença à uriner du sang. Ces hématuries, qui étaient peu abondantes, durèrent jusqu'à la fin de septembre 1908. La fatigue n'avait sur elles aucune influence. Au début, les hématuries duraient de un à trois jours avec des intervalles de huit jours à un mois. Depuis deux ou trois mois, elle se sont faites plus rares.

En même temps, c'est-à-dire depuis six ans, il existe de la douleur dans la région du rein gauche et le long de l'uretère du même côté : les douleurs continues, paroxystiques, sont allées en augmentant. Actuellement, cependant, elles sont moins violentes, mais constantes.

Mictions. — La nuit, o ; le jour, trois à quatre fois.

Urine. — Limpide. Légère quantité d'albumine; pas de sucre. Dans le culot, il y a quelques globules blancs et de très rares globules rouges.

La séparation des urines donne 15 centimètres cubes à droite. Le cathétérisme de l'uretère gauche est plus difficile qu'à droite, en raison de l'invisibilité de l'orifice. Après un quart d'heure d'attente, il ne s'écoule point d'urine.

Reins. — Le rein droit n'est pas accessible. Le rein gauche est très gros, s'étend des côtes à la crête iliaque, et atteint et dépasse la ligne médiane. On sent une bosselure nette en dedans et d'autres moins sensibles. Cette masse a une certaine mobilité.

Etat général. — Assez bon, a maigri un peu. Pas de ganglions.

A première vue, ce rein, par sa constitution, ses bosselures, les hémorragies qu'il a produites, donne tout à fait l'impression d'un rein cancéreux.

L'objection tirée de la longue ancienneté des symptômes n'est pas suffisante pour faire rejeter ce diagnostic.

6 février 1909. — Nouvelle séparation des urines. Pas d'urine à gauche ; l'urine à droite est limpide.

Cytologie et analyse chimique des urines (Dr Faysse).

1° *Cytologie.*

a) Urine totale :

Nombreux leucocytes ;

Rares hématies ;

Nombreux cristaux d'acide urique ;

Quelques cellules épithéliales.

b) Urine droite :

Nombreux leucocytes ;

Pas d'hématies ;

Assez nombreuses cellules épithéliales ;

Quelques cristaux d'acide urique.

2° *Analyse chimique.*

Urine totale		Urine droite	
Urée. . .	7,02 par litre	Urée. . .	4,05 par litre
Chlorures	9 » —	Chlorures	4,50 —

15 février 1909. — NÉPHRECTOMIE GAUCHE PAR VOIE TRANS-PÉRITONÉALE. — Incision médiane et section des plans superficiels et du péritoine pariétal. Tout le flanc gauche est occupé par une masse énorme, ayant refoulé en dedans les intestins et pénétrant en haut sous les côtes. Cette masse a con-

tracté de nombreuses adhérences avec les parois de la loge et les organes voisins.

Aussi parvient-on très difficilement à extérioriser cette tumeur, qui a le volume d'une tête d'enfant. Au niveau du hile et au voisinage de l'aorte, on trouve de gros ganglions qui ont été enlevés soit en même temps que la tumeur à laquelle ils adhèrent, soit distinctement.

L'uretère a le volume du pouce. Au moment de l'ablation de la tumeur, les pinces ayant été mal placées, il se produit une hémorragie assez abondante, mais de courte durée, ayant été rapidement subjuguée par l'application de pinces sur le pédicule, dont on précise la situation en faveur de l'hémorragie.

On fait la ligature du pédicule. Au moment de l'ablation de la tumeur, on déchire les deux feuillets du mésocôlon. On les suture, fermant ainsi complètement la cavité péritonéale au niveau de la loge rénale.

Suture en surjet du péritoine pariétal.

La néphrectomie a été faite sous capsulaire, suivie de la résection de la capsule et du tissu cellulo-graisseux.

On termine l'opération par un drainage lombaire.

L'anesthésie a été pénible. L'intervention a duré une bonne heure.

La malade est pâle et respire difficilement, les lèvres sont cyanosées. La dyspnée et l'asphyxie ont été progressives, et la malade meurt à 3 h. 1/2, cinq heures après l'opération.

Examen de la pièce. — Le rein est énorme, pesant 1.100 grammes et présentant de nombreuses bosselures dont une ou deux sont même pédiculées.

A la coupe, on distingue de gros noyaux de substance blanchâtre, molle, laissant échapper un peu de liquide.

L'uretère, qui atteint les dimensions d'un gros doigt, est comblé par un prolongement de la masse cancéreuse. Le bassinet et les calices sont également dilatés.

Examen histologique. — Il est impossible, sur les préparations, de reconnaître le parenchyme rénal, profondément modifié par la néoplasie. Celle-ci, en effet, se présente sous la forme de cavités très nombreuses et assez irrégulières, constituées par les canalicules anastomosés les uns avec les autres. Leur paroi est extrêmement mince et constituée seulement par un frêle axe fibro-conjonctif, sur lequel viennent s'implanter une ou deux couches de cellules épithéliales. C'est là l'aspect de l'*épithélioma glandulaire*. En certains points, l'aspect devient celui d'un *carcinome*, c'est-à-dire que l'on trouve un ensemble d'alvéoles, limités par des faisceaux conjonctifs et bourrés de cellules épithéliales (Dr Faysse).

OBSERVATION XVI

*Cancer du rein droit. — Néphrectomie lombaire
en février 1909. — Pas de récidive un an et six mois après.*

B..., cinquante-huit ans, cultivateur à Brignais, entre à l'hôpital Saint-Joseph le 28 janvier 1909 pour des hématuries.

ANTÉCÉDENTS GÉNÉRAUX. — Père mort vers soixante-dix ans ; mère morte vers cinquante-huit ans, d'affections indéterminées ; trois sœurs et un frère morts en bas âge, un frère en bonne santé.

Marié. Sa femme a eu une attaque il y a six à sept mois, et, depuis, est restée paralysée. Il a douze enfants en bonne santé.

ANTÉCÉDENTS SPÉCIAUX. — Fluxion de poitrine il y a vingt-cinq ans, tousse l'hiver depuis plusieurs années. Pas d'alcoolisme. Pas de coliques néphrétiques.

AFFECTION ACTUELLE. — Le malade a uriné du sang en petite quantité pendant quinze jours, il y a deux ans. De temps en temps il en pisse un peu pendant un ou deux jours. En août 1908, à huit jours d'intervalle, le malade eut deux hématuries abondantes avec des difficultés pour uriner : la miction était douloureuse et s'accompagna d'expulsion de caillots.

Il y a huit jours, hématurie assez abondante. Depuis, la miction est difficile.

Les hématuries sont totales, indolores, et surviennent sans causes apparentes.

Mictions normales le jour ; la nuit, o.

Capacité vésicale : 3oo grammes.

A la cystoscopie : les orifices urétéraux paraissent normaux.

L'urine de droite présente des traces d'albumine. Celle de gauche, limpide, n'a pas d'albumine.

Analyse chimique des urines (Dr Faysse).

		Urine droite	Urine gauche
Urée . . . par litre		o,54	2,43
Phosphates . —		o,15	o,20
Chlorures . . —		1 gr.	1,5o

Cystologie de l'urine droite (1re prise) :

Globules blancs assez nombreux ;

Rares globules rouges ;

Pas de cylindres.

Reins. — Le rein droit paraît augmenté de volume. Le rein gauche n'est pas senti.

Pas de varicocèle.

La radiographie du rein droit ne révèle aucun calcul.

Etat général. — A maigri depuis deux ans. L'appétit est conservé.

Rien au cœur.

Aux poumons, de l'emphysème.

4 février. — *Analyse chimique des urines des vingt-quatre heures.* — La quantité est de 1.100 centimètres cubes.

Urée : 25,67 par litre ; 28,23 par vingt-quatre heures.

Phosphates : 1,34 par litre ; 1,47 par vingt-quatre heures.

Chlorures : 11,20 par litre ; 12,32 par vingt-quatre heures.   (Dr Faysse).

23 février 1909. — Néphrectomie lombaire droite. — On a longtemps différé l'intervention en raison de l'emphy-

sème du malade. Après un mois d'attente, le malade étant dans de bonnes conditions, on se décide à intervenir.

On fait l'incision classique de la néphrectomie lombaire. Après la section des plans musculaires, le rein apparaît augmenté de volume, mais peut cependant être amené facilement à la plaie. On constate des bosselures sur la face externe et, à ce niveau, après l'ablation du rein, on résèque soigneusement la capsule, d'ailleurs peu modifiée et l'atmosphère cellulo-adipeuse périrénale. Il n'y a pas d'adhérences ni de ganglions appréciables. La plaie est suturée en un seul plan, au fil métallique fort, avec l'aiguille d'Emmet.

L'organe enlevé est manifestement augmenté de volume : il pèse 280 grammes. Le néoplasme est développé au niveau de la partie moyenne de l'organe, formant une masse ovale, d'un beau jaune, rappelant l'aspect des corps jaunes ayant envahi principalement le bassinet ; et, au voisinage de la tumeur, les calices sont dilatés, et il y a de la fibro-lipomatose.

Le néoplasme est entouré à la périphérie d'une collerette de tissu rouge brun, formant la substance corticale du rein, qui a un aspect normal.

La tumeur fait saillie sur la face externe du rein, déterminant à ce niveau des bosselures jaunâtres. A leur voisinage, une partie de cette face externe est noirâtre, comme s'il y avait des hémorragies interstitielles.

EXAMEN HISTOLOGIQUE. — La préparation est formée par un grand nombre d'alvéoles, tapissés de volumineuses cellules claires ayant un gros noyau. Le protoplasma est transparent. Un tissu conjonctif très mince sépare les différent alvéoles. Il s'agit d'un *épithélioma typique.*

6 mars 1909. — Depuis l'opération, le malade a eu de la température et l'on s'est demandé si elle tenait à l'état de la plaie ou à celui des poumons. C'est pourquoi on a enlevé tous les fils ; il y avait peut-être une légère infection.

D'autre part, le malade tousse et l'expectoration est spumeuse, purulente, avec parfois des filets de sang.

Actuellement, la plaie est en bon état, mais la fièvre persiste. On constate à la base gauche un souffle tubaire très net.

8 mars 1909. — Le malade a fait sa défervescence. L'état général s'améliore. A la place du souffle, qui a disparu, on entend quelques râles humides.

L'urine est limpide et ne contient pas d'albumine.

8 juillet 1909. — La plaie est presque complètement cicatrisée. L'état général est parfait. Les urines sont limpides. Il n'y a pas de varicocèle.

Novembre 1909. — La cicatrisation est solide. Le rein gauche n'est pas perçu. Il n'y a pas de varicocèle. Les urines sont claires; il n'y a pas d'albumine.

9 août 1910. — Bon état général. Il n'y a pas de récidive locale. On trouve cependant dans l'aisselle gauche un petit ganglion dur, gros comme un petit plomb.

Les urines ne sont pas tout à fait limpides : il y a des traces d'albumine, mais dans le culot il n'y a ni sang ni pus.

14 avril 1911. — Bon état général. Le malade a beaucoup engraissé. Il n'y a pas de récidive ni au niveau de la plaie ni dans la fosse iliaque. Il y a de petits ganglions dans le pli de l'aine, à droite.

Les urines sont limpides et ne présentent pas d'albumine.

OBSERVATION XVII

*Cancer du rein droit. — Néphrectomie lombaire en avril 1909.
Métastase costale six mois après.*

B..., quarante-six ans, demeurant à Lyon, entre à l'hôpital Saint-Joseph le 27 février 1909 pour des hématuries.

Marié, a eu trois enfants morts en bas âge.

DÉBUT DE LA MALADIE. — Il y a deux ans, le malade, pendant une miction, eut des coliques néphrétiques sans localisation bien nette, avec des envies d'uriner qu'il ne pouvait satisfaire. Il émit alors de petits graviers, mais pas de sang. Pendant un an il se porte bien.

A partir de ce moment, il eut une hématurie qui a persisté depuis sans interruption, en quantité modérée, il est vrai, mais qui a augmenté ces derniers jours. L'urine est plus rouge au commencement de la miction.

Depuis un mois, il existe dans l'aine une douleur assez violente.

La marche n'a aucune influence sur les hématuries et la douleur.

Mictions. — La nuit, deux fois ; le jour, sept à huit fois.

Urine sanglante. Il n'y a pas de leucocytes.

Par la *cystoscopie*, on constate, à l'orifice urétéral droit, des éjaculations sanglantes.

Le cathétérisme urétéral gauche n'est pas possible : la sonde bute et, d'autre part, le milieu vésical est troublé par le sang qui vient de droite.

Reins. — Ils ne sont pas perçus, mais le pannicule adipeux gêne la palpation.

La radiographie est négative.

Il y a un petit noyau à la queue des deux épididymes.

Etat général. — A maigri un peu, mais a conservé ses forces.

10 mars 1909. — L'hématurie a continué sans interruption, aussi intense.

Une nouvelle cystoscopie permet de constater que l'uretère droit éjacule toujours du sang. Mais il est encore impossible de pénétrer dans l'uretère gauche, la sonde butant sur l'orifice.

Quelques jours après, on est plus heureux : la sonde pénètre de 10 centimètres dans l'uretère gauche. L'urine gauche est jaune ambré.

Dans la première prise, il n'y a pas d'albumine. Le culot renferme quelques cellules épithéliales, de très rares hématies, mais il n'y a ni leucocytes ni cylindres.

La seconde prise présente de nombreuses hématies dues au traumatisme de la sonde.

Analyse chimique des urines (M. Mérieux) :

		Urines totales	Urine gauche
Urée	par litre	14,85	11,90
Chlorures . .	—	11,96	11,70
Phosphates . .	—	1,26	0,72
Sucre	—	néant	»

3 avril 1909. — Néphrectomie lombaire droite. — Le diagnostic n'a pas été fait d'une façon ferme. On croit plutôt à un cancer du rein ou à un papillome du bassinet, tout en faisant des réserves pour la possibilité d'une néphrétique hématurique. On propose une intervention au malade.

On fait l'incision classique allant du bord interne de la masse sacro-lombaire à la crête iliaque. On sectionne les différents plans musculo-aponévrotiques, mais l'espace costo-iliaque ne permettant pas une mobilisation suffisante du rein, on doit réséquer la XIIᵉ côte. Le rein est alors amené à la plaie et extérieurement on ne constate aucune lésion. On fait alors l'incision exploratrice de l'organe d'un pôle à l'autre et l'on tombe sur une tumeur du bassinet. Dès lors on se décide à pratiquer la néphrectomie.

Une pince est placée sur le pédicule ; on fait de même pour l'uretère. Étant gêné pour lier le pédicule, on laisse la pince à demeure. L'atmosphère cellulaire a été réséquée largement. Aucun ganglion n'a été trouvé. La plaie est drainée et on suture la plaie en un seul plan au fil métallique.

Le rein enlevé pèse 167 grammes. Les deux pôles et la périphérie du rein sont sains. Les lésions sont circonscrites au bassinet qui est occupé par une tumeur bien délimitée, de coloration blanc rosé.

Au point de vue histologique, il s'agit d'un *épithélioma glandulaire* caractérisé par la présence de très nombreux canalicules anastomosés les uns avec les autres, formant ainsi des cavités plus ou moins irrégulières. Les parois sont minces, tapissées d'une ou deux rangées de cellules allongées (Dr Faysse).

5 avril 1909. — Quarante-huit heures après l'intervention on veut enlever la pince laissée à demeure sur le pédicule. La pince desserrée, on attend un moment : pas d'hémorragie, on l'enlève. Deux ou trois minutes après, il se produit une abondante hémorragie pédiculaire.

Le Dr Rafin fait rapidement sauter un ou deux points de suture et peut saisir avec la main le pédicule qu'il comprime. Il glisse alors sous les doigts compresseurs une pince à néphrectomie qu'on laisse à demeure. En somme, l'hémorragie a été rapidement arrêtée et le malade n'a perdu que peu de sang.

20 avril 1909. — Le malade va bien. L'état général est bon. Il y a une suppuration assez abondante, mais pas de sphacèle. La plaie bourgeonne bien.

Peu de jours après, le malade quitte le service. La plaie est en bonne voie de cicatrisation.

18 décembre 1909. — Depuis trois mois est apparue une tuméfaction au bord sternal de la VIe côte droite, qui, d'abord petite, s'est accrue et a atteint 5 à 6 centimètres de diamètre. Cette tumeur évoque immédiatement l'idée d'une généralisation.

La cicatrice est bonne, il n'y a pas d'éventration.

Les mictions sont au nombre d'une à deux la nuit, et de quatre à cinq le jour.

Le culot de l'urine renferme de nombreuses hématies et quelques leucocytes.

Le rein gauche paraît accessible.

Il n'y a pas de ganglion dans la fosse iliaque droite, ni dans la région cervicale.

Cette masse a été opérée par le Dr X..., en février 1910, croyant que le malade avait été opéré pour tuberculose et qu'il s'agissait d'un abcès froid des parois thoraciques. Il est tombé sur une masse cancéreuse.

Le malade meurt le 28 mars 1910, de récidive locale.

Observation XVIII

*Cancer du rein gauche. — Varicocèle symptomatique.
Néphrectomie lombaire en avril 1909. Mort le 13 avril 1909.*

D..., cinquante ans, entre à l'hôpital Saint-Joseph, le
5 décembre 1907, pour des hématuries.

Antécédents généraux. — Lithiase rénale chez les ascendants.

Antécédents personnels. — A eu de nombreuses attaques
de goutte depuis l'âge de quarante-deux ans. En 1898, il eut
la dysenterie.

Début de la maladie. — Il y a sept semaines, le 13 octobre dernier, le malade s'aperçut à son réveil qu'il urinait
du sang ; le soir du même jour il eut une hématurie totale
de la valeur d'un verre ; quatre jours après, le soir, sans
cause apparente, ayant, au contraire, gardé le repos, nouvelle hématurie ayant duré jusqu'à 2 heures du matin et
s'accompagnant d'expulsion de caillots. Depuis, a eu plusieurs hématuries à intervalles variables.

La dernière hématurie date d'un mois et dura trente-six heures.

Les dernières hématuries s'accompagnèrent de douleurs
dans le flanc gauche avec irradiations dans le testicule
du même côté.

Mictions. — Les mictions sont normales.

Urines. — Les urines limpides ne contiennent pas de
cylindre. Il y a quelques globules de pus et un léger disque
d'albumine.

L'*urètre* est libre.

La *prostate* est normale.

Reins. — Les reins ne sont pas accessibles ; cependant
la région rénale gauche se laisse moins bien déprimer que
la droite.

Il y a un léger varicocèle à gauche.

L'*état général* est excellent. Rien au cœur et aux poumons. Deux cystoscopies ont été tentées en vain.

Le cystoscope n'a pas pu pénétrer dans la vessie.

Le soir même le malade a eu de la fièvre et des difficultés pour uriner.

Le dosage de l'albumine sur les urines de vingt-quatre heures, qui étaient de 3.400 centimètres cubes, était le suivant :

> 0 gr. 10 . . . . par litre,
> 0 gr. 34 . . . . par vingt-quatre heures.

Sur les mêmes urines, l'analyse donnait les résultats qui suivent :

Urée : 8 gr. 10 par litre — 27 gr. 54 par vingt-quatre heures ;

Phosphates : 0 gr. 90 par litre — 3 gr. 06 par vingt-quatre heures ;

Chlorures : 2 gr. 40 par litre — 8 gr. 16 par vingt-quatre heures (Dr Faysse).

Pendant le mois de janvier 1908, les urines ont été examinées à plusieurs reprises. Elles sont constamment teintées de sang. Le microscope y montre de nombreuses hématies, de rares cellules épithéliales et quelques globules blancs.

Le malade est ensuite perdu de vue.

En mars 1909, on revoit le malade qui urine du sang et souffre dans la région du rein gauche. Le testicule est gros et douloureux. Le varicocèle gauche est énorme et le rein du même côté a considérablement augmenté de volume.

L'existence d'une tumeur est donc évidente.

6 avril 1909. — NÉPHRECTOMIE LOMBAIRE. — On fait une incision recto-curviligne, allant du bord externe de la masse sacrolombaire à la crête iliaque. Après l'incision des plans musculaires, on tombe sur un rein volumineux qui, en raison de l'exiguïté de l'espace costo-iliaque, ne peut s'extérioriser. D'où, résection de la XIIe côte. Le rein est amené au dehors et l'on fait une néphrectomie extracapsulaire, après la ligature de l'uretère et du pédicule. Pas de déchi-

rure du péritoine. On enlève la capsule surrénale et quelques ganglions lombo-aortiques, dont un atteint le volume d'une noisette.

Le rein enlevé est volumineux et pèse 835 grammes. Les lésions néoplasiques se sont développées surtout au niveau du pôle supérieur dont la surface externe est soulevée par de nombreuses bosselures. La capsule propre du rein est complètement envahie par la tumeur. A la coupe le cancer est constitué par un tissu blanchâtre assez dur, alternant avec quelques noyaux rouges.

Au microscope, la tumeur est formée par de larges nappes de cellules du type épithélial, limitées çà et là et groupées en alvéoles par des travées conjonctives assez épaisses et elles-mêmes infiltrées. Les cellules sont volumineuses à protoplasma clair. Çà et là, de nombreux vaisseaux. Donc, c'est un *carcinome* du rein (Dr Faysse).

Le soir de l'opération, le malade a un aspect général assez bon, bien que la température atteigne 39 degrés et que la quantité d'urine ne dépasse guère 25 grammes.

Le lendemain l'oligurie persiste. On sonde le malade et on constate que la vessie est vide. Le pouls est à 108, la température à 38 degrés, et le malade vomit le peu de liquide qu'il prend.

Dans les jours qui suivent, le malade continue à peu uriner. L'urine est foncée et contient de l'albumine, des globules blancs, des cylindres granuleux et quelques hématies. En même temps, le malade présente des vomissements, du hoquet et un peu d'agitation et de subdélire. Le pouls est petit, irrégulier.

La plaie est en mauvais état, présente de la rougeur diffuse et du sphacèle.

Le 13 avril, le malade meurt, après avoir eu un grand frisson la veille au soir.

Autopsie. — Le rein droit est volumineux et présente l'aspect d'un gros rein atteint de néphrite épithéliale. La capsule n'est pas adhérente.

Le vessie et les uretères sont sains. L'estomac est énorme, dilaté par les gaz, mais rien au pylore.

OBSERVATION XIX

Cancer et calcul du rein gauche. — Néphrectomie lombaire en janvier 1910. — Mort dès le quatrième jour.

M..., soixante et un ans, à Villeurbanne, entre à l'hôpital Saint-Joseph, le 25 novembre 1909, pour des douleurs lombaires.

ANTÉCÉDENTS GÉNÉRAUX. — Veuf. Une fille morte de pneumonie. Bonne santé. Rhumatisme articulaire aigu il y a trente ans.

DÉBUT DE LA MALADIE. — En 1893, coliques néphrétiques violentes, à droite, ayant duré dix heures. Le malade n'expulsa pas de gravier et ne fit pas de sang. Les mêmes symptômes se produisirent en 1900, 1901 et 1905, avec, cette fois, irradiations dans la verge et les testicules. Les dernières coliques datent de huit jours, furent extrêmement violentes et, le lendemain, le malade urina du sang.

Mictions. — La nuit, une à deux fois ; le jour, cinq à six fois. La marche et les voyages n'ont aucune influence.

Urine. — Louche, présente de l'albumine ; pas de sucre. Dans le culot, nombreuses hématies et quelques cellules épithéliales.

Analyse chimique :

		Urine totale	Urine droite
Urée . . .	par litre	12 gr. 16	17 gr. 02
Chlorures .	—	11 gr.	13 gr.
Phosphates .	—	1 gr. 10	2 gr. 05

Reins. — Le droit, nullement douloureux, n'est pas perceptible. Le gauche est un peu augmenté de volume.

Il n'y a pas de *varicocèle.*

Etat général. — Bon.

9 décembre 1909. — Ne souffre pas au niveau des reins.

Le malade, cependant, a uriné du sang, à deux reprises, en assez grande quantité, avec expulsion de caillots.

6 janvier 1910. — L'urine est devenue un peu louche et contient quelques globules blancs, ainsi que des hématies en assez grand nombre.

Un nouvel examen cystoscopique montre que la vessie est parfaitement indemne, et, au moment de l'inspection de l'orifice urétéral gauche, il se produit une éjaculation et l'on voit sortir un caillot et de l'urine sanglante. L'origine gauche de l'hématurie ne soulève aucun doute. Le malade, urinant immédiatement après, expulse un caillot rouge de 6 centimètres de long.

Analyse chimique :

	Par litre	Par 24 heures
Acide urique . .	o gr. 31	o gr. 46
Urée	18 gr. 85	28 gr. 27
Chlorures . . .	8 gr. 70	13 gr. 17
Phosphates . . .	1 gr. 16	1 gr. 74
Albumine . . .	o gr. 30	o gr. 45
Sucre	néant	

EXAMEN MICROSCOPIQUE. — Quelques leucocytes peu abondants.

Rares cellules superficielles (Mérieux).

10 janvier 1918. — Le rein gauche est toujours gros, mais présente une certaine mobilité. Il n'y a pas de varicocèle. L'état général est bon.

Les urines des vingt-quatre heures égalent 1.500 gr.

11 janvier 1910. — NÉPHRECTOMIE LOMBAIRE GAUCHE. — Après l'incision habituelle, on cherche à amener le rein à l'extérieur. Pendant ces manœuvres et par suite d'adhérences, il se produit deux petites déchirures du péritoine que l'on suture au catgut. Le rein enlevé, la cavité est nettoyée et drainée.

Le rein et la capsule surrénale pèsent 315 grammes. L'enveloppe cellulo-graisseuse ne présente des adhérences qu'au niveau de la face postérieure du rein où la tumeur fait saillie.

A la coupe, le néoplasme présente de multiples formations d'aspect jaunâtre, ressemblant à du tissu surrénal. Les calices sont dilatés et l'un d'eux renferme un calcul d'acide urique. Le bassinet, qui est fortement dilaté, est occupé par un prolongement de la tumeur. De même, à l'intérieur de la veine rénale, existent trois petites masses cancéreuses.

A l'EXAMEN HISTOLOGIQUE, on ne reconnaît plus les éléments du rein; toute la préparation est occupée par des alvéoles, tapissés de cellules caractéristiques. Celles-ci, en effet, sont volumineuses; les unes rondes, les autres plus ou moins allongées; leur noyau est volumineux et on peut y voir des figures de karyokinèse. Le protoplasma tendu, hyalin, est absolument transparent. Les alvéoles sont séparés les uns des autres par un stroma conjonctif lâche. C'est là l'aspect d'un *épithélioma typique*, variété à grandes cellules claires. Cette forme entre dans la classification des hypernéphromes, c'est-à-dire de ces tumeurs que certains auteurs font dériver d'une dégénérescence de la capsule surrénale.

13 janvier 1910. — La température est aux environs de 38°6; mais le pouls est faible, intermittent, battant à 130. Le malade urine très peu. Il n'y a pas eu d'hémorragie.

Le malade urine de moins en moins et meurt le lendemain matin.

AUTOPSIE. — Le rein droit est petit, la substance médullaire très réduite aux dépens du bassinet qui est fortement dilaté. Dans un calice, se trouvent quelques débris de sable. En somme, ce rein était insuffisant pour assurer la diurèse à lui seul.

OBSERVATION XX

(Malade opéré par M. Giuliani, assistant à l'hôpital Saint-Joseph.)

Cancer du rein gauche. — Néphrectomie lombaire en septembre 1910. — Pas de récidive dix mois après.

P..., cinquante et un ans, entre à l'hôpital Saint-Joseph le 5 juillet 1910, pour hématuries.

Antécédents généraux. — Trois enfants bien portants. Pas d'affection pulmonaire.

Antécédents spéciaux. — Jamais de coliques néphrétiques. Pas de sable dans les urines. Il y a huit jours, a été sondé par son médecin.

Début de la maladie. — Fin avril 1910, le malade urine du sang pour la première fois; quinze jours après, seconde hématurie. Depuis lors, le malade pisse du sang tous les huit ou dix jours, de préférence le soir et après la marche.

Etat actuel. — *Mictions :* la nuit, une à deux depuis deux ans; le jour, trois à quatre; mais, depuis la maladie, une dizaine. La voiture et la marche ont peu d'influence. Elles ne s'accompagnent d'aucune douleur.

Urine. Epreuve des deux verres. — Dans le premier, elle est louche, contenant des fils; dans le second, encore louche, mais pas de fil. Il y a un peu d'albumine. Le culot est composé de globules blancs et d'hématies.

Vessie. — Par le toucher combiné, pas d'induration.

Cystoscopie négative.

Prostate normale.

Pas de varicocèle.

Reins. — Le *rein droit* n'est pas senti; le *rein gauche* est peut-être perçu.

L'état général est bon.

Examen des urines (Dr Faysse) :

1° *Cytologie :* Nombreux globules blancs ;

Quelques globules rouges ;

Deux cylindres granuleux ;

Un cylindre leucocytique ;

Quelques cristaux d'acide urique.

2° *Cultures :* stériles.

3° *Inoculation :* négative.

3 septembre. — Le malade continue à uriner du sang. Il souffre un peu de la colonne vertébrale dans la région lombaire. L'urine est limpide et contient des traces d'albumine.

Cathétérisme de l'uretère gauche. — L'orifice est normal; on n'obtient pas d'urine malgré trois quarts d'heure d'attente, malgré des déplacements de la sonde et l'absorption de deux verres d'eau.

Cathétérisme de l'uretère droit. — L'orifice est normal; l'urine est limpide et abondante.

10 septembre. — L'urine totale contient des globules rouges et des globules blancs en quantité modérée et dans les mêmes proportions. Le malade souffre un peu du rein gauche.

14 septembre. — *Cathétérisme des uretères :* Pas une goutte d'urine à gauche, malgré différents déplacements de la sonde qui est enfoncée jusqu'au bassinet. A droite, le fonctionnement est normal, l'urine est limpide et ne contient pas d'albumine.

L'urine vésicale donne un disque d'albumine, attribué à la présence du sang, constaté au microscope.

Les cultures de l'urine droite restent stériles.

Analyse chimique de l'urine totale (Dr Faysse) :

     Urée . . . . 12 gr. 97 par litre
     Chlorures . . . . . . 11 gr. 80 —
     Phosphates . . . . 1 gr. 12 —

17 septembre 1910. — NÉPHRECTOMIE LOMBAIRE GAUCHE. — Le rein volumineux n'a pas d'adhérences, sauf en un point de la face antérieure vers le pôle inférieur où il adhère lâchement à la capsule adipeuse. Le rein extériorisé, on s'aperçoit que la zone adhérente est une zone néoplasique qui a franchi la capsule propre. L'ablation du rein est assez facile. Trois pinces sont placées sur le pédicule et laissées à demeure. On ne sent aucun ganglion. Ensuite on enlève le plus possible de la capsule adipeuse, surtout vers la zone d'adhérence. On place des mèches.

Le *rein* enlevé pèse 280 grammes. Sur la face antérieure, existe un bourgeon néoplasique de la largeur d'une pièce de 2 francs, siégeant au voisinage du pôle supérieur. Ce bourgeon adhère à la capsule adipeuse. A la coupe médiane, en un point correspondant à ce bourgeon, dont elle n'est que le prolongement, se trouve une grosse masse néoplasique, du volume d'une châtaigne, d'aspect jaunâtre, se prolongeant par le calice supérieur jusqu'au bassinet, qui est absolument rempli par un noyau néoplasique volumineux. Le pôle inférieur et la partie moyenne du rein sont sains en apparence.

Examen histologique. — Dans une zone qui correspond à la périphérie de la tumeur, on voit un feutrage épais de tissu conjonctif, avec quelques éléments rénaux et une infiltration épithéliale légère. Plus profondément, on trouve l'aspect caractéristique du *carcinome :* très nombreux amas épithéliaux, nappe épithéliale diffuse, stroma fibro-conjonctif peu important. Mais ici il n'y a plus d'éléments constitutifs du parenchyme rénal; à peine, en un point, rencontre-t-on quelques canalicules (Dr Faysse).

Les suites opératoires furent très bonnes.

6 octobre 1910. — La plaie est presque cicatrisée. L'urine est limpide, sans albumine; l'état général excellent.

13 juillet 1911. — Va bien. La plaie a été fermée un mois après l'opération. A pris 5 kilogrammes; n'a jamais souffert des reins. L'urine est restée toujours claire. L'appétit est bon et le sujet digère bien.

Mictions. — Quatre à cinq le jour, une la nuit. L'urine est limpide et ne contient pas d'albumine. Aucun signe de récidive locale ou de généralisation.

CONCLUSIONS

I. — Dans les conditions où elle est actuellement pratiquée, c'est-à-dire sur des sujets pour lesquels un diagnostic hâtif n'a pas été fait, la néphrectomie pour cancer reste une opération grave, dont la mortalité est sensiblement plus élevée que celle de la néphrectomie pour tuberculose rénale; cette dernière affection bénéficiant de la diffusion des connaissances acquises dans ces dernières années et d'un diagnostic plus hâtif, tandis que les malades atteints du cancer du rein sont souvent soumis, d'une façon tardive, à un examen approprié.

II. — Dans ces conditions, la récidive reste fréquente.

III. — On compte actuellement un certain nombre de cas d'opérations non suivies de récidive. Ces cas ne sont pas encore bien nombreux, mais prennent cependant un caractère encourageant.

IV. — Dans nos observations, la proportion de malades sans récidive, après quatre ans, atteint 3o pour 1oo des opérés, et 65 pour 1oo des malades ont survécu à l'opération.

V. — La constatation tardive de la récidive oblige le chirurgien à ne pas se hâter de conclure à la guérison définitive.

VI. — Les malades non opérés que nous avons pu suivre ont survécu à un laps de temps qui varie entre trois mois et cinq ans, après la constatation du premier symptôme de la maladie. La survie moyenne est de deux ans ; mais il faut tenir compte, pour apprécier la valeur de la non-intervention, de l'existence parfois lamentable de ces sujets.

VII. — L'appréciation du début de la maladie est délicate, et, par suite, il est difficile de ce rendre un compte exact de la survie des non opérés ou de l'ancienneté de la lésion au moment de la décision opératoire.

VIII. — Bien que l'on doive s'attendre à des résultats imprévus, tels que récidive rapide après l'ablation d'une tumeur de petite dimension, ou guérison prolongée après l'ablation d'une tumeur plus volumineuse, les conditions favorables à l'intervention restent les mêmes que celles admises depuis longtemps pour cancer, telles que le développement récent de la tumeur, son faible volume, sa mobilité, etc.

IX. — Le varicocèle symptomatique ne s'est pas montré dans nos observations comme l'indice d'une récidive plus rapide.

X. — La nature histologique, dans l'état actuel de *
nos connaissances, ne permet pas encore de juger de
l'avenir des opérés.

XI. — Nos propres observations, auxquelles nous
nous sommes borné intentionnellement, ne nous auto-
risent pas à comparer les résultats de la néphrectomie
transpéritonéale à ceux de la néphrectomie lombaire,
ou de la néphrectomie avec ou sans l'ablation systématique des ganglions, puisqu'elles ont toutes, sauf
une seule, été pratiquées par la voie lombaire et que
l'on ne s'est pas généralement préoccupé de l'ablation
systématique des ganglions.

XII. — La coexistence de calculs avec le cancer,
susceptible de modifier la physionomie clinique de
l'affection, ne paraît pas imprimer quelque changement
à l'évolution post-opératoire.

BIBLIOGRAPHIE

ALBARRAN, Epithélioma du rein *(Bull. Soc. anal. de Paris, 1890)*.
— Adénomes et épithéliomas du rein *(Ann. gén. urin.,* mars
    1907).
— Diagnostic des hématuries rénales *(Ann. gén. urin.,* 5 mai
    1908).
— *Traité des maladies de l'enfant.*
— *Congrès français de chirurgie,* 1896.
— *Congrès d'urologie,* 1897.
— *Congrès d'urologie,* 1899.
— Diagnostic des affections chir. des reins *(Rapp. Brux.,* 1905).
ALBARRAN et IMBERT, *Tumeurs du rein,* 1903.
ALEXANDER, *Ann. Surg. Phil.,* 1908.
ANDERSON, *Lancet,* London, avril 1903.
AZCARRETO, Résultats de l'intervention chirurgicale dans les tumeurs
    malignes du rein *(Rev. des Sc. méd. de Barcel.,* 1901).
BAZY, *Bull. et mém. de la Soc. de chirurgie,* avril 1908).
BARTH, *Deutsche med. Wochenschr.,* 1909.
BELLATI, *Arch. prov. de chirurgie,* avril 1896.
BARLING, Quelques observations sur la néphrectomie *(Brit. M. J.
    Lond.,* 1907, II).
BILLEB, *Ueber nierenkrebs and nierenextirpation,* 1890.
BÉRARD, *Lyon méd.,* novembre 1894.
— *Mém. de la Soc. des Sc. méd. Lyon,* 1895.
BIGOT, *De l'intervention chirurgicale dans les tumeurs malignes du
    rein* (thèse de Lille, 1908).
BLOCH, *Folia urologica,* septembre 1909.
BOINNET, *Ann. de méd. et pharm. de Marseille,* 1893.
BRAULT, Sur quelques formes rares du cancer du rein *(Semaine mé-
    dicale,* Paris, 1891).
BRIN, Des récidives dans les cancers du rein *(Arch. méd. d'Angers,*
    20 janvier 1906).
BRODEUR, *Affections chirurgicales du rein* (thèse de Paris, 1886).

Bagaloglu, Cancer du rein *(Bull. Soc. anat. Paris*, 1898).

Broca, *Presse médicale*, 1902.

Brauniger, *Beitrage zur klin. Chirurgie*, t. XVIII, 1897.

Buard, *Soc. anat. et phys. normale et pathologique de Bordeaux*, juin 1891.

Barrié, *Epithélioma du rein*, 1889.

Chevalier, *De l'intervention chirurgicale dans les tumeurs malignes du rein* (thèse de Paris, 1891).

Charon, *Ann. de la Soc. belge de chirurgie*, 1897.

Carlier, Valeur de l'intervention chirurgicale dans les tumeurs malignes du rein *(Echo méd. du Nord*, Lille, 1899).

Cabot, *Arch. diagn. New-York*, 1909.

Cathelin, *Folia urologica*, 1910.

Czerny, *Arch. fur kinderts*, Stuttgart, 1889-1890.

Cuneo, *Bull. Soc. anat.*, 1902.

Castaigne et Rathery, *Presse méd.*, 1902.

Declercq, *Arch. méd. Belges*, Bruxelles, 1910.

Daubois, thèse de Lyon, 1898.

Degraeuwe, Rapport sur les tumeurs du rein *(Soc. belge de chirurgie*, 1909).

Dozen, *Congrès français de chirurgie*, 1898.

Duffield, A clinica study of hypernephroma of the kidney *(the Nuv. med. J.*, 1909).

Forgue, Rapport sur la néphrectomie *(Ann. Soc. méd. chirur. de Liège*, 1902).

Foster, *Proc. path. Soc. Phil.*, 1909.

Fritsche, *In dissertation inaug. de Ulrich*, Zurich, 1895.

Gérard-Marchand, *Bull. et mém. de la Soc. de chir. de Paris*, 1898.

Gaubil, *Cancer et calcul du rein* (thèse de Bordeaux, 1906).

Giordano, *Ann. des maladies génit. urin.*, Paris, 1892.

— *Diag. des maladies chirurg. des reins* (Rapport Bruxelles, 1905).

Grégoire, Thèse de Paris, 1905.

Guillet, *Tumeurs malignes du rein* (thèse de Paris, 1888).

Guyon, *Leçons cliniques sur les maladies des voies urinaires*, 1881.

— Diag. précoce des tumeurs malignes du rein *(Ann. génit. urin.*, Paris, 1890).

Grohe, Unsere Nierentumoren *(Deutsche Zeitschrift fur Chirurgie*, 1901).

Hartmann, *Congrès français de chirurgie*, octobre 1909.

Hauser, *Pathogénie du varicocèle*, Paris, 1897.

Heresco, Thèse de Paris, 1899.

Hirschfeld, *Centralbl. f. der Krankh. der Harn und Sexualorg.*, 1894.

Hildbrandt, *Contribution à la chirurgie du rein*, 1894.

Hermann, *Stahr Arch. of anat. et phys.*, 1900.

Ilott et Walthame, *Brit. med. J.*, 1er avril 1893.

Israël, Ueber einige neue Erfahrungen auf Gebiete der Niere renchs (*Deut. med. Woch.*, 1896).

Imbert, Tumeurs malignes du rein (*Montpellier méd.*, 1902).

Jonnson, *Boston med. and Surg. J.*, 1896.

Jordan (Max), *Beitr. z. klin. Chir.*, XIV Bd, 3 H., 1895.

Kammerer, *New-York med. J.*, 1891.

Kroenlein, in *Wyss. Nieren Chirurgie*, Tubingen, 1902.

Kroenlein, *Korrespondenzblat. f. Schweizer*, aerzte 1894.

Kuster, Thèse de Siegriest.

— *Rapport au Congrès de Vienne*, 1907.

— Diagnostic et traitement des tumeurs du rein (*Zeitzchrift fur Urologie*, 1908).

Kummell, *Rapport au Congrès intern. de chirurgie*, Bruxelles, 1905.

Lancereaux, *Dictionnaire encyclopédique en 100 vol.* Art. Rein (*Gaz. des Hôpitaux*, Paris, 1889).

— *Union méd. Paris*, 1890.

Le Nouëne, Contribution à l'étude du cancer du rein (*Rev. méd. de Normandie*, Rouen, 1901).

Lange, *New-York, med. J.*, 1894.

— *Ann. Surg. Philadelph.*, 1893.

Lanzenberg, *Bull. Soc. anat.*, 1895.

Le Dentu, Technique de la néphrectomie (*Rev. de chirurg.*, 1886).

— *Bull. de l'Acad. de méd.*, 1894.

— *Affections chir. des reins et des urctères*, Paris, 1889.

Levadoux, *Etude anatomopathologique sur le cancer du rein chez l'adulte*, Paris, 1892.

Legueu, le Varicocèle symptomatique des tumeurs malignes du rein (*Presse méd.*, 1895).

— *Congrès d'urologie*, 1902.

— Cancer du rein (*Gaz. hebd. des Sc. méd. de Bordeaux*, 1905).

— *Rapport Soc. intern. de chir.*, 30 septembre 1908.

Louis, Lymphadénome rénal (*Bull. Soc. anat.*, 1899).

Lindemann, *Ann. Institut Pasteur*, 1900.

Lennander, Et Sundberg (*Centralbl. f. Chirurg.*, 1895).

Lockwood, *Diagnostic des lésions chirurgicales du rein*, 1905.

Loumeau, *Rapport au Congrès d'urologie*, décembre 1910.

Lewishon, *Beitrage zur malignen tumoren*, Fribourg, 1899.

Marcy, Tumors of kidney, whem operable ? (*Tr. South Surg. et gyn. Assoc.*, 1909).

Michel, Sarcome du rein (*Bull. Soc. anat.*, février 1898).

Morris, *Brit. med. J.*, janvier 1893.

Mouchet, *Académie de méd.*, février 1901. Rapport Le Dentu.

Mac Burney, *Ann. of Surgery Phil.*, 1894.

Mac Weeney, *Brit. med. J.*, février 1896.

Moschcowity, Carcinoma of the Kidney *(Proc. New-York Path. Soc.,* New-York, 1910).

Nefedieff, *Ann. Institut Pasteur,* 1901.

Nicholson, Kidney tumors *(Guy's Hosp. Rep.,* London, 1909).

— *J. Path. et Bactériol.* Cambrigde, 1908.

Nicolich, *Association française d'urologie,* 1905.

Oraison et Nadal, *Journal de méd. de Bordeaux,* octobre 1910.

Perthes, *Deuts. Zeitsch. f. Chir.,* 1896.

Puig-Ametller, *Contribution à l'étude du cancer du rein.*

Pillet, *Bull. Soc. anat.,* 1889.

Pasquereau, Considérations sur le diagnostic et le traitement du rein néoplasique *(Gaz. méd. de Nantes,* 1909).

Perman, Résultats de l'ablation du cancer du rein *(Gaz de gyn.,* 1898).

Quenu, Des tumeurs *(Traité de chirurgie Duplay et Reclus).*

Rafin, Cancer du rein et cathétérisme de l'uretère *(Soc. nat. des Sc. méd. de Lyon,* juin 1900).

— Le Varicocèle dans les tumeurs du rein *(Soc. nat. de méd. de Lyon,* mars 1903).

— *Soc. nat. de méd. de Lyon,* janvier 1905.

— *Soc. des Sc. méd. de Lyon,* décembre 1907.

— *Communication Ass. française d'urologie,* octobre 1911.

Ricard, *Gaz. des Hôp.,* 26 mai 1886.

Roberts, *On urin. and renal descases,* Lond., 1885.

— Thèse de Paris, 1892.

Rochet, *Communication Ass. française d'urologie,* 1910.

Routier, *Bull. et mém. de la Soc. de chir.,* février 1897.

Rubinstein, *Ueber der Carcinom. statistischen Beitragen,* Berlin, 1889.

Reliquet, Thèse de Bordeaux, 1886.

Rovsing, Ueber die Diagnose und die Behandlung der bösartigen Nierengeschwülste bei Exwachsenen *(Arch. clin. chir.* Berlin, 1896).

— Rapport Soc. int. de chir., 30 septembre 1908.

Sénator, *Traité des maladies du rein,* Berlin, 1896.

Sappey, *Traité des lymphatiques.*

Sourdille, *Gaz. méd. de Nantes,* 1902.

Siegriest, *Thèse de Zurich,* 1889.

SUTTER, *Beitrage zur kenntniss der metastaten der primären Nieren-kereber*, Berlin, 1902.

STONE, *American med. Assoc.*, Chicago, 1891.

TÉMOIN, *Arch. prov. de chir.*, octobre 1893.

TANSINI, Sulla nephrectomia; statistica personale *(Riv. internaz. di cli. et therap.*, 1909).

TERRIER, Nephrectomie transpéritonéale *(Rev. de chir.*, 1887).

TERRILLON, *Bull. et mém. de la Soc. de chir.*, 1890-1891.

TUFFIER, *Traité de chir. Duplay et Reclus.*

— Statistique de néphrectomie *(Ann. gén. urin.*, Paris, 1888).

— Tumeurs malignes du rein *(Ann. gén. urin.*, Paris, 1888).

— *Bull. de chirurgie*, 1894.

VANDER VEER, *New-York med. J.*, 1905.

VOGEL, Nouvelles méthodes de diagnostic pour les maladies chir. des reins *(Berlin. Klin. Woch.*, 1905).

VANER, Nephrectomy *(Méd. Times N.-Y.*, 1908).

VORON, *Lyon méd.*, 1898.

WAGNER, *Centralbl. f. d. krankh. d. Harn u. Sexualorg.*, 94.

WELLS, *Int. clinique*, Philadelphie, II, 1908.

WERHOOGEN, *Soc. belge de chir.*, novembre 1898.

WILLIAMS, *Lancet*, London, 1892.

TABLE DES MATIÈRES

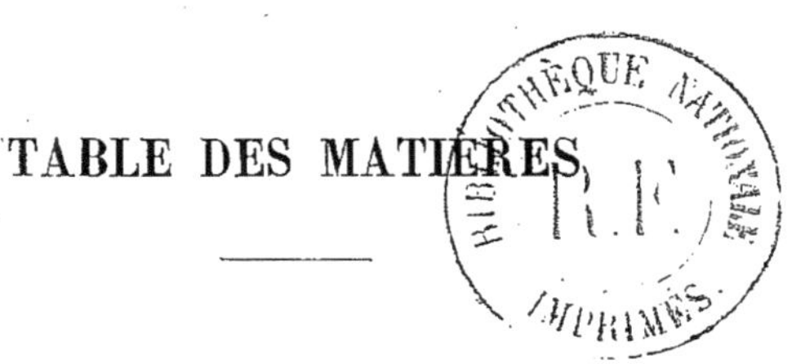

www.ingramcontent.com/pod-product-compliance
Ingram Content Group UK Ltd.
Pitfield, Milton Keynes, MK11 3LW, UK
UKHW022311070726
13614UKWH00002B/665

LE CHANTEUR PARISIEN.

RECUEIL

DES CHANSONS DE L. A. PITOU,

AVEC

Un Almanach-Tablettedes grands Évènements depuis 1787 jusqu'à 1808, chaque fait placé à son rang de date et de jour, ou Calendrier Éphéméride pour l'année 1808 ;

PAR LOUIS-ANGE PITOU,

dit *le Chanteur*, auteur du Voyage à Cayenne.

Jadis j'ai vendu des chansons
et d'excellentes aventures.

PARIS,

Chez L. A. PITOU, libraire, rue Croix-des-Petits-Champs, n°. 21, près celle du Bouloy.

DE L'IMPRIMERIE DES FRÈRES MAME,
rue du Pot-de-Fer, n. 14.

1808.